I0698337

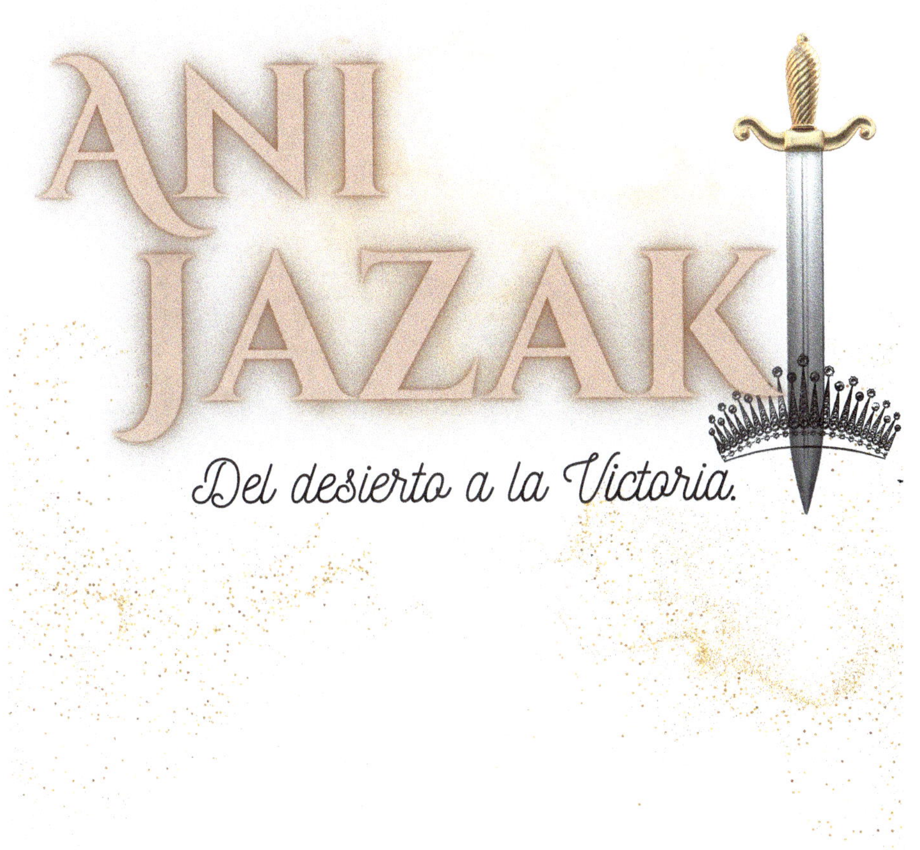

ELINA RAQUEL SILGADO

Dedico este libro a todas las personas, hombres y mujeres que, pese a la situación difícil que estén pasando, se levantan día tras día con el suspiro de la gracia de vida del Poderoso.

A ti, que te encuentras en el desierto luchando por sobrevivir y llegar a la salida de victoria.

A ti, que te encuentras arrastrándote con tus manos para continuar, porque tus pies ya no responden.

A ti, hombre o mujer que te encuentras sin agua para salir del desierto desolado.

A ti, persona desanimada que no le encuentras sentido o propósito a los pasos de tu vida.

Dedico estos escritos al Dador de la Vida, Misericordia y Salvación, que con amor nos recibe, perdona nuestras fallas y alivia todas nuestras dolencias.

Atti
Elina Raquel Silgado

ÍNDICE

JAZAK VE-EMATZ

Esfuérzate y Sé valiente

PRÓLOGO

Nuestro caminar en la vida, siempre tendrá días grises y días soleados, lo importante es cómo quieras vivirlo y definirlo. Tu mentalidad y tu accionar son los que abren la bóveda de tu éxito.
Elina R. Silgado.

Al pensar en escribir este libro, recordé en cómo la vida te puede cambiar para mal en un minuto, y destrozarte totalmente; así como también en un solo segundo, te puede cambiar para bien y llevarte a lo más alto sin imaginarlo.

En algún momento fui de esas que lloró, pateó, cuestionó y se rindió, pero hoy día soy esta que mira el cielo, cierra los ojos, siente la brisa, sonríe, y dice: "Gracias Dios, gracias, ya entendí" porque después de que pasas por algo muy difícil, o has sido procesado, es que puedes ver los propósitos de tu vida con más claridad; entiendes que te has hecho más fuerte y más valiente, y de que no solo tu vida ha tenido un gran impacto, sino que también has impactado a las personas que ponen en ti la mirada. Y, si de repente aún no has podido darte cuenta de estas cosas, entonces vuelve a retroceder, sigue haciendo un autoanálisis y pregúntate: ¿Qué aprendí de todo esto que me pasó o me está pasando?, ¿Qué cosas positivas puedo sacar de lo negativo?, conversa con Dios y pregúntale qué es lo que Él quiere que tú aprendas, cambies o necesitas corregir, y sobretodo, cuál es el propósito de todo esto, **tú propósito**.

Muy recién una persona me preguntó: - ¿Cómo has podido superar todo lo malo que te ha pasado, y haz podido levantarte de gran manera?

Es una pregunta que te deja con una sonrisa en el rostro, porque las cosas difíciles en nuestras vidas no se superan de la noche a la mañana y de manera espontánea; más bien toman un buen tiempo para lograr verlas de otra manera. La diferencia es que, al creer en Dios y poner su confianza en Él, te hace experimentar una paz inexplicable, a tal punto de que cuando miras hacia atrás ya no recuerdas precisamente con dolor amargo; recuerdas con nostalgia de ver lo difícil que la pasaste y que Dios te sacó de allí de una forma maravillosa. Solo Él te da la fuerza necesaria para superar nuestros procesos con gran victoria.

Decidirme a escribir este libro es un gran sueño y un gran reto. Hace unos meses atrás para mí era sumamente difícil hablar abiertamente de mi proceso, por temor a ser alejada, y por los traumas psicológicos que me había ocasionado. Pero lo cierto es que, dentro de ese proceso, pasaron en mí grandes testimonios que prometí no callar, y que puede servirles a muchas personas que están pasando por un terrible momento, a no rendirse, porque, aunque parezca que no hay esperanza, para los que confían, siempre hay un milagro.

Tal vez, la mujer que está comenzando a escribir esto, no termine siendo la misma mujer al final de este libro, porque abrirá su alma totalmente y alzará su voz, para que el Rey de Reyes sea glorificado, para dejar ir 2 años de la historia que te contaré en los próximos capítulos, y para decirse a sí misma, y a ti que me estás leyendo ¡Eres una guerrera o un guerrero! y que todos los días de tu vida te levantes dándole gracias a Dios por todo, y repitiendo: ANI JAZAK (Soy fuerte y valiente).

CAPÍTULO 1

Ani Jazak

CAPÍTULO 1
Ani Jazak

Todos deberíamos tener una palabra que nos describa, y que nos levante el ánimo las veces que sea necesario en cualquier situación.

¿Ya has pensado qué palabra te define?

Hace poco leí un artículo muy interesante de la formadora y coach María Calvo del Brío, en donde mencionaba el impacto de nuestras palabras, y en cómo esto afecta o beneficia nuestra vida, ya que las palabras dan forma a nuestra visión de las cosas.
Nuestras palabras tienen un impacto en nuestro estado emocional y nuestro enfoque. ¡Y no solo genera un impacto en nosotros mismos, sino que también nuestras palabras tienen un impacto en los demás! Si nos hiciéramos un autoanálisis de las palabras que expresamos a diario, de lo que declaramos y cómo nos hablamos, no nos desviaríamos de nuestros propósitos y metas de vida, y motivaríamos más seguido a las personas que nos encontramos en el camino.

Incluso la biblia nos habla repetidamente sobre esto.

La Biblia enseña que nuestras palabras tienen poder, y debemos ser cuidadosos con lo que decimos. En Proverbios 18:21 se dice: *"La muerte y la vida están en*

poder de la lengua, y el que la ama comerá de sus frutos." Esto significa que nuestras palabras pueden tener un impacto en nuestras vidas y en las vidas de los demás, tanto positivo como negativo.

Por otro lado, la Biblia también enfatiza la importancia de hablar de manera positiva y construir a los demás con nuestras palabras. En Colosenses 4:6 se dice: *"Que vuestra palabra sea siempre agradable, sazonada con sal, para que sepáis cómo debéis responder a cada uno."* Esta cita nos anima a usar nuestras palabras para alentar y edificar a los demás, en lugar de lastimarlos.

En resumen, la Biblia nos enseña que nuestras palabras tienen poder, y debemos ser cuidadosos y responsables con lo que decimos. Debes usar tus palabras para edificar, guiar y motivar a otras personas, así como a tí mismo.

De seguro te estás preguntando, por qué decidí poner este nombre hebreo en la portada de este libro, qué significa y qué tiene que ver con esta historia.

"Jazak" (חֲזַק) es una palabra hebrea que significa "alguien que es fuerte y valiente", similar a la palabra "chazak". Aunque la palabra "jazak" no se usa tan a menudo como "chazak", aún es un término comúnmente usado en hebreo para describir a alguien que es fuerte y valiente. Es importante tener en cuenta que, aunque las palabras "chazak" y "jazak" se usan para describir la fuerza y la valentía, tienen ligeras diferencias en su uso y significado. "Chazak" se usa más a menudo para describir a alguien que es fuerte o valiente en un sentido más general, mientras que "Jazak" se utiliza más a menudo para

describir a alguien que es especialmente fuerte y valiente, a menudo en el contexto de la guerra o la lucha.

La frase "ani jazak" se usa para describir a alguien que tiene la fuerza y la valentía necesarias para enfrentar obstáculos o desafíos.

En el contexto de la fe judía, la palabra "jazak" también puede usarse para describir la fortaleza y la perseverancia necesarias para seguir los principios y enseñanzas de la fe.

En resumen, la palabra "jazak" es una palabra importante en hebreo que se usa para describir a alguien que es fuerte y valiente, y que tiene la determinación y la fortaleza necesarias para enfrentar obstáculos y desafíos. Aunque no es tan comúnmente usada como otras palabras similares, sigue siendo un término importante y significativo en hebreo.

Aprender sobre la palabra "jazak" puede ayudarnos a comprender mejor el valor de la fuerza y la valentía en nuestras vidas. Al ser fuertes y valientes, podemos enfrentar obstáculos y desafíos con determinación y perseverancia, y podemos inspirar a los demás a hacer lo mismo.

Además, aprender sobre la palabra "jazak" también puede ayudarnos a comprender mejor la cultura y la historia de los judíos y el hebreo. La palabra "jazak" es un término importante en el contexto de la fe judía y se menciona varias veces en la Biblia hebrea.

"Sé fuerte y valiente", era una palabra que usaba a diario

con lágrimas de dolor; me desvanecía y con voz quebrada o en mis pensamientos decía "¡Señor ayúdame, no puedo más!" y Él me seguía diciendo Sé fuerte y valiente, y así mismo muchas veces me paraba con dolor y lágrimas ¡Ani Jazak! ¡Ani Jazak! y daba mi siguiente paso con esfuerzo.

Esto para mí fue uno de los mensajes que más me tocó, y una gran fuente de inspiración y motivación en tiempos difíciles.
Al recordar que somos fuertes y valientes, y que tenemos la determinación y la fortaleza necesarias para enfrentar obstáculos y desafíos, podemos sentirnos más confiados y capaces de enfrentar cualquier obstáculo que se nos presente.

Quisiera que los que me leen, usen la palabra "jazak" en tiempos difíciles, recuérdala siempre para tí mismo o para otras personas que estén pasando por un momento difícil.
Úsala para recordarte que eres fuerte y valiente y que puedes enfrentar cualquier obstáculo que se te presente. También puedes decirle a otras personas "jazak" (חֲזַק!) para animarlas a enfrentar obstáculos y desafíos de manera valiente y determinada.

Sea cual sea la situación que pases, que estés pasando o hayas pasado, ¡Eres un guerrero! y Dios ha dejado su promesa:

— *No temas, porque yo estoy contigo; no desmayes, porque yo soy tu Dios que te esfuerzo; siempre te ayudaré, siempre te sustentaré con la diestra de mi justicia.*

Isaías 41:10

Que tu corazón siempre guarde y mantenga viva esta promesa, y te repitas siempre ¡Ani Jazak!

Las canciones pueden tener un impacto significativo en nuestro estado de ánimo y emociones. Escuchar música puede ser una forma efectiva de mejorar nuestro estado de ánimo y reducir el estrés y la ansiedad.

Aquí te dejo una lista de siete canciones en Spotify que formaron parte de cada capítulo, y que en ciertas etapas me ayudaron a desahogarme.

Escanea el código y escucha cada una con los capítulos.

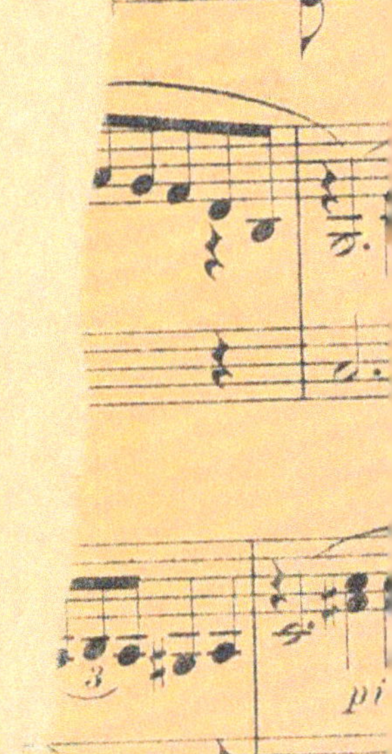

CANCIÓN #1
DIOS SABE LO QUE HACE
Canción de Samuel Hernández

Dios sabe lo que hace,
Él no llega tarde,
Él no se equivoca,
siempre está en control.
Dios sabe lo que hace,
aún en lo inexplicable.
Él es incuestionable,
cuando algo en ti determinó.
Dios sabe lo que hace,
Él conoce los tiempos,
No pierdas la esperanza, Él está en control.
Dios sabe lo que hace,
aunque tú no comprendas,
Él es tu fortaleza en tiempos de aflicción.
Dios sabe lo que hace,
Dios sabe lo que hace,
aún cuando algo nace,
Aún cuando algo muere,
siempre está en control.
Dios sabe lo que hace,
cuando en la vida cambios suceden,
Con algún propósito, Él lo permitió.
Dios sabe lo que hace,
Él conoce los tiempos,
No pierdas la esperanza, Él está en control.

ANI JAZAK

Dios sabe lo que hace,
aunque tú no comprendas,
Él es tu fortaleza en tiempos de aflicción.
Si esto es algo que yo tengo que pasar,
nuevas fuerzas Él me dará.
Aunque tiemble la tierra,
se echen los montes a la mar.
Aunque yo no comprenda lo que tengo que pasar,
no peleo, no cuestiono, no pregunto
porque...
Dios sabe lo que hace,
Él conoce los tiempos,
No pierdas la esperanza, Él está en control.
Dios sabe lo que hace,
aunque tú no comprendas,
Él es tu fortaleza en tiempos de aflicción.
Dios sabe lo que hace...

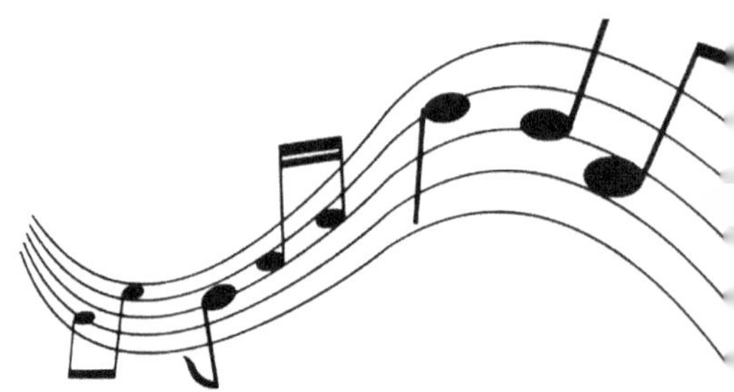

CAPÍTULO 2

Diagnóstico del llamado

CAPÍTULO 2
Diagnóstico del llamado

Justamente cuando crees que todo está bien, que llega de repente un año nuevo y declaras cosas buenas y vuelves a decir: ¡Este es mi año! ¡Este año haré cosas nuevas! Y comienzas mentalmente a planificar todo lo que quieres hacer en ese año con alegría y entusiasmo; comenzamos a pedir tantas cosas materiales y nos enfocamos en todo aquello que no tenemos pero que deseamos, nos dejamos llevar por el afán, sin detenernos a preguntarnos cuáles son los planes que Dios tiene para nuestras vidas. Creo que como humanos siempre vamos a pensar que todo nos irá bien, pero nunca nos imaginamos las nuevas batallas que están por llegar. Y muchas veces el espíritu santo nos da ese aviso de las batallas que se aproximan, pero ignoramos las advertencias y no nos preparamos.

Cuando Dios nos da un llamado, cuando quiere que el propósito se cumpla en nosotros, siempre buscará las formas de prepararte, enfocarte o enderezar tu vida en el camino adecuado.

Durante toda mi vida, he pasado por situaciones que me han hecho comprender y sostenerme de "Ani Jazak", pero a mis 22 años, justamente llegando la pandemia del Covid-19 al mundo y al país en el año 2020, fue el año en donde mi diagnóstico del llamado aterrizaba a mi vida sin yo siquiera imaginarme la turbulencia por la que pasaría.

Como toda joven tenía tantas metas programadas y sueños por hacer realidad, ya estaba a punto de terminar mi carrera universitaria de licenciatura, y esto me hacía sentir una mujer empoderada que quiere conquistar el mundo y entrar en una nueva etapa.

Había logrado prácticamente conseguir la beca de mis sueños, una beca para ir a estudiar el idioma inglés en nada más ni nada menos que en Londres, Inglaterra. Estaba muy ilusionada con la independencia y la experiencia que iba a vivir, además de conocer y relacionarme con nuevas personas que me darían otras expectativas de la vida, junto con ellas, un viaje para encontrarme con personas dedicadas al turismo, que es la profesión que me gusta y en la que me desenvuelvo.

Para mí, todo iba marchando muy bien, hasta que comenzaron a llegar las noticias de la aproximación de la Covid-19 a Panamá. Al igual que todo el mundo estaba en incertidumbre, pero creo que nunca nos imaginamos la magnitud de lo que sería esta nueva pandemia.
Yo me imaginaba que esto tal vez sería una situación de unos meses y que hallarían una solución muy rápida. Simplemente decidí no asustarme en los cambios que llegarían.

Un día normal de trabajo, en horas de almuerzo, comencé a sentirme un tanto extraña, comenzaba a sentir cómo la energía de mi cuerpo bajaba de repente descomponiéndome por segundos.
Pensé que la comida tal vez me había caído mal en el

estómago, que en un par de horas se me quitaría y que esto hacía que mi presión arterial bajara. Pero los apagones o bajones que sentía en mi cuerpo comenzaron a ser constantes, hasta el punto de que en una de esas veces quedé totalmente apagada por unos 2 minutos quizás, 2 minutos que para mi conciencia se sintieron muy largos.

Estaba como un robot viendo el mundo en cámara lenta, la vista de mis ojos se oscureció, los ruidos del lugar se escuchaban a lo lejos, haciéndome sentir los oídos calientes y con un silbido, no tenía fuerzas para levantar mis manos o mi cabeza, ¡Sentía que iba a vomitar! pero al comenzar a subir la energía en mi cuerpo fue tanta la descarga eléctrica que ¡Tuve una fuga intestinal y urinaria! ¡Qué horror! algo que nunca me había pasado en público.

Al llegar a casa de un familiar, comenzaron a darme fiebres muy altas que se prolongaron por varias noches, ocasionando una incómoda tos, la cual traté como un resfriado común que te puede dar en cualquier momento.
Al pasar de los días ya me sentía mucho mejor, retomando mis labores diarias, pero la tos aún seguía persistente.

El covid-19 ya había entrado a Panamá cancelando consigo muchos planes que tenía, al igual que a muchas personas en el mundo.

Mi tos pasó a convivir conmigo por más de 1 mes; me recetaron medicamentos y remedios para aliviarla y quitarla, pero nada funcionaba. Lo cual yo ya empezaba a desesperarme de la incomodidad de estar tosiendo a cada

rato y por muchos días, causando también incomodidad ante las personas alrededor, por ser uno de los síntomas de una persona con covid-19.

Decretaron el virus como pandemia y comenzaron las cuarentenas obligatorias, cerrando muchos negocios y empezando a vivir una vida a la cual no estábamos acostumbrados... Andar con mascarillas, sin contacto físico, sin esparcimientos al aire libre, encerrados, usando alcohol para todo y solo saliendo a la calle para cosas que lo ameritaba.

La gente estaba atemorizada, desesperada y en incertidumbre por lo que pasaría, ya que cada día que pasaba, las noticias avisaban que los números de contagiados se elevaban y así mismo, el número de muertes.

Mientras ocurría todo esto y el ambiente alrededor estaba algo tenso, yo estaba llegando a un punto en donde al toser me daba dolor por dentro; cosas como estornudar o respirar de manera profunda me hacían sentir un fuerte dolor interno, y cada día que pasaba esto empeoraba. Tosía más de seguido, ya respiraba a lo cortito para minimizar ese dolor, y sentía que algo dentro de mí se agrandaba dándome más dolor.

En el pequeño pueblo donde vivo a 1 hora de la ciudad, ya no había buses para movilizarse por la paralización y el cierre de muchas cosas a raíz de la cuarentena en el país, razón por la cual las personas solo podían salir en ciertos turnos de hora; y esto me complicaba la movilización para atender cómodamente las necesidades personales, como en mi caso, buscar una ayuda médica.

En una sola noche me compliqué, ya estaba tosiendo de seguido por minuto y segundos, no podía dormir ni recostarme o apoyarme del lado izquierdo de mi espalda porque sentía que algo dentro de mí me pesaba demasiado, me dolía fuertemente la espalda, pero sentía que no era un dolor para nada superficial que se libera con un masaje, era algo por dentro que cada vez más me crecía y me pesaba a tal punto de no dejarme respirar bien.

Mi familia ya empezaba a preocuparse al escucharme toser y quejarme, tanto, que decidieron dormir a mi lado para asegurarse de mi bienestar, pero ya era demasiado tarde, porque siendo ya horas de la madrugada en cuestión de minutos yo empecé a debilitarme, al pararme de la cama para ir al baño no podía sostenerme y me desbalanceaba, comencé a vomitar y a respirar menos.

Solo podía escuchar medio inconsciente cómo mis padres se movían de un lado para otro, desesperados buscando cómo ayudarme; no había cómo sacarme del pueblo para llevarme a un hospital por ser horas de madrugada y por las altas restricciones de cuarentena que había, lo que hacía que obviamente no transitaran taxis ni buses, y yo, ya sentía que no podía aguantar hasta horas de la mañana que pudieran conseguir alguien que me sacara a un hospital de la ciudad. En mi mente decía que algo grave me sucedía, y que sea lo que sea que me sucediera en ese momento, estaba acabando conmigo muy rápidamente, pensaba que era el fin.

Mi hermano al ver lo grave de la situación se preocupó demasiado y tomó la decisión de llamar a una de nuestras tías que vivía en el mismo pueblo; Y aquí es donde viene mi primer milagro…

Mi vida en ese momento era como las llamadas de abordar un avión de un aeropuerto. Dios ya estaba comenzando a traer ese diagnóstico del llamado para glorificarse en mi vida.

Cuando buscamos el significado de "diagnóstico", una de las primeras palabras que nos sale es: **"Proceso"**, **"Identificar"**, **"Que sirve para reconocer"**, **"Para establecer"**.
Un diagnóstico del llamado es un proceso en el que Dios nos mete para prepararnos, moldearnos, pulir, glorificarse y hacer cumplir sus propósitos en nosotros.

Dios nunca va a permitir que vivas un **PROCESO** sin **PROPÓSITO.**

Al llegar mi tía a la casa yo me encontraba muy mal en el piso del baño, sentía que no resistía más tiempo, y mis padres estaban a mi lado tratando de reanimarme, levanté la mirada y vi a mi tía entrando al baño preguntando por mí, yo seguía vomitando y sintiendo que algo por dentro me iba a terminar de asfixiar por lo grande y pesado que se sentía.
Recuerdo que mi tía les dijo a mis padres: — Vamos a hacer una oración, y oremos para que ella pueda aguantar hasta la mañana que se consiga para llevarla al hospital.
Mi tía comenzó a dirigir la oración mientras yo sujetaba con

fuerza el sanitario y trataba de también orar en la mente pidiéndole a Dios que me ayudara; de repente mi tía comienza a hablar en lenguas y me frotaba sus manos en mi espalda mientras yo vomitaba, entre lo que ella seguía hablando en lenguas, me puso la mano con fuerza, movió su cuerpo de un lado para otro y con voz de autoridad y quebranto expresó: — ¡Arcángel Miguel, desciende a pelear esta batalla! ¡Ella se sana en el nombre de Jesús! después de haber dicho esto no podía entender lo que seguía diciendo porque era en otra lengua, pero lo que sí sucedió al momento que ella dijo esto, para mí era algo nunca antes vivido y extraño.

Al decir esas palabras yo sentía un calor extraño en mi cuerpo que iba bajando de la cabeza a los pies, mis manos se acalambraron totalmente y se pusieron tiesas, y el dolor que tenía entre el pecho y la espalda ¡Comenzó a quitarse! Para mí era sorprendente lo que me estaba pasando, hace un momento tenía algo dentro de mí que se agrandaba, me pesaba y me asfixiaba, pero ahora ya no siento esa cosa extraña a punto de explotar.
Respiraba muy fuerte y hondo a propósito para ver si sentía dolor, y prácticamente había desaparecido.

Terminaron de orar, y yo estaba muy débil, sin poder mover mis dedos y manos de la impresión que tuve, pero por lo menos ¡Ya no sentía que estaba a punto de morir con esa cosa a punto de explotar dentro de mí!, asique pudieron cargarme, sacarme del baño y acostarme hasta que pasaran las horas y amaneciera para poder llevarme al hospital.

No soy médico, ni te puedo asegurar que era lo que tenía mi cuerpo en ese momento, pero siempre tuve la percepción de que ese día mi pulmón izquierdo estaba colapsando, estaba muy inflamado, y que seguramente algo muy malo iba a suceder conmigo esa madrugada, porque así lo sentía; sentía que mi pulmón ya estaba tan inflamado que me pesaba y no cabía en mi cuerpo. Pero esa oración que mis padres y mi tía le hicieron a Dios fue la que salvó mi vida y me hizo resistir hasta la mañana para ser atendida por un médico. No sé qué decía mi tía cuando hablaba en lenguas, pero estoy segura que esa fue una batalla espiritual que se movió sobre mi vida, que Dios y sus ángeles ganaron para su gloria.

En horas muy tempranas de la mañana yo seguía muy débil y acalambrada sin poder moverme, mi tos aún estaba presente pero ya no tan seguido, y mi mamá desesperada salió a buscar ayuda para llevarme a una clínica.
A los minutos mi mamá regresó con un doctor; el doctor me revisó, me tomó el pulso, me tomó entre sus brazos y me cargó hasta su carro diciendo que había que llevarme rápido para la clínica.

Al llegar a la clínica, cargada me llevaron a una habitación, el doctor estaba como un pulpo tratando de ponerme medicamentos que me pudieran ayudar, porque para él yo estaba muy mal, cosa que lo tenía desesperado. Aún puedo recordar de forma clara su cara de preocupación observando a cada momento mi estado de salud, llamaba a sus colegas para consultar qué hacer conmigo, y si me trasladaba al hospital de la ciudad, pero nadie le respondía.

Salía y entraba de la habitación donde me encontraba, y le dijo a mi mamá estas palabras:

— Mi corazón siente no llevarla al hospital por este nuevo virus de covid-19, y siento que si la llevamos ella empeorará debido a que pensarán que tiene este virus por los síntomas, y sé que no es así; pero le voy a dar 3 días tratándola en mí clínica. Si en 3 días ella no presenta mejoría, con el dolor de mi alma yo mismo la llevaré al hospital.

Siempre he dicho que todo lo que sucede en mi vida son obras de Dios y sus propósitos en todos los movimientos que yo realizo; de alguna u otra forma siempre veo sus señales, y si esa era su voluntad en no dejarme ir al hospital porque algo peor me pasaría, entonces Él me iba a levantar en esos 3 días.

Podía sentir todavía la tensión y la tristeza de mis familiares, incluso del doctor que me atendió con amor en el que ni siquiera en el momento le importó por si podíamos pagarle, y dio todo de sí para que yo pudiera levantarme de esa camilla en la que me encontraba. Estos son los ángeles y las personas que Dios usa para reafirmar, que nunca nos deja solos, y siempre cumple sus promesas.

El segundo día de atenderme en la clínica seguía sintiéndome mal, estaba igual de débil, y no sabía qué pasaría. Pero al tercer día, logré levantarme.

Para mí era algo maravilloso, no estaba tan excelente, pero

ya podía caminar y me sentía mucho mejor ¡No iba a ser necesario ir al hospital! Solo debía seguir las instrucciones del doctor con los medicamentos y exámenes necesarios para definir qué es lo que había pasado conmigo y qué era lo que me estaba afectando, ya que la pérdida de peso era evidente.

Al salir de atenderme de la clínica en ese tercer día, el doctor me dijo algo que nunca en mi vida quiero olvidar:

—Yo nunca había orado tanto por una paciente, como lo hice contigo. Le pedía a Dios que me ayudara y me diera la sabiduría para saber qué hacer contigo, nunca me había pasado esto.

El doctor me confesó que no era cristiano, ni era de orar tanto por pacientes, pero que se vio tan desesperado que oró por mí y para que Dios le diera la sabiduría necesaria para ayudarme a recuperarme en 3 días.

Estas palabras me llenaron el corazón, porque no sólo vi la mano de Dios gracias a las oraciones y por su misericordia, sino que también otra vida fue tocada en medio de la situación.

Estaba muy feliz por lo que había sucedido conmigo, pero mi proceso, no dejaba de derribarme. El mismo día en el que mejoré y salí caminando de la clínica, ese mismo día al llegar a casa mi perrita murió.

Llegué a la casa, avisando por el celular a mis familiares de que ya me encontraba mejor, y cuando entré a mi cuarto sonreída y con el celular en la mano, mi perrita estaba en el suelo moviendo apenas la cola despidiéndose de mí. Apenas podía respirar y hacía un gran esfuerzo por moverme la cola y su patita.

Tal vez ella quería morir a mi lado, pero fui cobarde y salí llorando histérica a decirle a mis padres que algo le sucedía a mi perrita, que se me estaba muriendo.

Mi papá entró a estar con ella y yo me quedé llorando afuera, cuando en pocos minutos mi papá salió con lágrimas en los ojos a decirme que mi princesa había muerto.

Golpeé la nevera, gritaba y lloraba desconsoladamente. No podía creer cómo era posible que mi perrita estaba muy bien, que el día que me compliqué y estaban conmigo orando en el baño ella estaba conmigo, estaba ahí consolándome, mientras vomitaba me lamía la mejilla como diciéndome "Tranquila, estarás bien"; y a partir de esa noche se enfermó, pasó a estar mal; es como si hubiera entregado su vida a cambio de la mía ¡Qué duro golpe en ese momento el haber perdido a una compañera! A pesar de estar en su último momento, me miraba tiernamente como diciéndome "me alegro que estés mejor, ya me puedo ir en paz", fue uno de los momentos más fuertes.

Mientras me recuperaba de la triste pérdida de mi perrita, los diagnósticos que llegaban estaban en la incertidumbre, primero fue una bronquitis, después pasó a ser una neumonía atípica en el ápice del pulmón izquierdo, exámenes iban y venían, pero de la enfermedad que se tenía sospecha salía todo negativo y nos sentíamos aliviados, o eso era lo que creíamos…

Visité un neumólogo ya que en mis placas de radiografía aparecía un infiltrado en mi pulmón izquierdo. Las filas para atenderse eran muy largas, pues había muchos pacientes debido al nuevo virus; estaba muy inquieta, pero lo único que quería era que me recetara algo para terminar de mejorar y salir por fin de todo este ciclo tan malo que me estaba pasando.

El neumólogo me revisó rápidamente en lo que le impresionó cómo las palmas de mis manos estaban tan pálidas y sin color, pero me dijo que lo que tenía en mi pulmón izquierdo debía ser una cicatriz por la fuerte neumonía que me había dado. Me recetó unas pastillas de alta dosis para tratar de sanar lo que había en el pulmón y me recomendó que, si después de terminar este corto tratamiento yo me sentía bien, podía seguir con mi vida normal. Y así lo hice, terminé de tomar este medicamento por una semana, se me había quitado la tos y me sentía bien, así que dije "ahora sí seguiré con mi vida normal".

¡Qué equivocada estaba! Pensé que ya había pasado por lo peor, pero la peor turbulencia aún no había llegado…

Meses después, en términos generales todo parecía indicar que me encontraba bien, pero un cansancio extraño siempre se apoderaba de mis días, ya no era una persona tan activa y el ritmo de trabajo que tenía me parecería el doble de agotador.

Siempre me preguntaba ¿Qué me pasa? ¿Por qué me siento siempre tan cansada? ¿Por qué ya no puedo ser tan

activa? Trataba de convencerme de que todo esto pasaba por estar en recuperación de la neumonía y que todo poco a poco se iba a ir normalizando. Pero me fueron dando dolores de espalda en ese mismo lado izquierdo del cuerpo, y esto ya me empezaba a preocupar.

No estaba convencida de lo que me dijo el neumólogo que había visitado hace unos meses atrás, sabía que algo tenía y quería descubrirlo.

Los exámenes de radiografía seguían arrojando que había algo en mi pulmón izquierdo, y yo ya intuía que no era precisamente una sencilla cicatriz. Una voz dentro de mí me decía que visitara otro neumólogo.

Sin decirle nada a nadie busqué el contacto de una neumóloga por internet y decidí sacar la cita.

La doctora al atenderme de inmediato me preguntó si quería hacerme una broncoscopía para ver desde cerca qué encontraban en el pulmón. Ella tenía sospechas de una posible enfermedad, y aunque no me gustan esos procedimientos le respondí con valentía ¡Hagámoslo!

Antes de entrar al consultorio yo había conversado con Dios pidiéndole una respuesta para poder estar tranquila, y pidiéndole que metiera su mano en todo lo que sucedería.
Y Él como siempre me demostró aun en las pequeñeces y en todo momento que estaba conmigo. Resulta ser que esta doctora con la que había sacado la cita en un hospital privado, ¡era la misma doctora que hacía estos exámenes

de broncoscopía en el seguro público! Así que esto hizo que de manera rápida y sin esperas me hicieran este examen, y sin pagar absolutamente nada.

Llegué positiva el día del examen con la esperanza de que por fin descubriesen lo que tengo y todo pasaría, de esta forma me ayudaba a tener pasos de valentía para no acobardarme a la hora de la broncoscopía. Me acosté con todos los aparatos que tenían que ponerme, y me pusieron la anestesia en lo que me encomendé a Dios y quedé sedada.

Al introducir la cámara en mi pulmón se pudieron percatar efectivamente de algo que tenía mi pulmón izquierdo, extrajeron un poco de lo que vieron para hacer las pruebas y procedieron a realizarme un lavado en el pulmón. Levantándome, pocos minutos después mareada, tosiendo mucho por la manipulación en mi garganta y con fiebre debido al lavado.

Faltaban pocos días para mi cumpleaños, y mi corazón me decía que una tormenta fuerte se venía, sabía que algo tenía mi cuerpo y que no precisamente era tan bueno.
Antes de realizarse este examen le había comentado a la doctora que estaba por cumplir años, creo que de alguna manera quise decirle esto de forma indirecta por si ese examen era positivo me lo dijera después de haber pasado mi cumpleaños, y pienso que así mismo lo entendió ella.
Los resultados de mi examen tenían que estar listos un día antes de mi cumpleaños, la doctora tenía que llamarme para darme la noticia fuese buena o mala. Ese día me la pasé

muy inquieta mirando el celular esperando esa llamada, y al acabarse el día y no recibir esa llamada pude entender que había malas noticias, un trago un tanto amargo para mí.

Tomé la decisión de no decirles mis sospechas a mi familia, sonreír para no preocuparlos y que juntos pudiéramos compartir y celebrar mi cumpleaños 23, aunque por dentro estaba quebrada.

El día de mi cumpleaños estuve con mis seres queridos, quienes festejaban, sonreían y se mostraban alegres por mí. Yo, los miraba mientras me cantaban cumpleaños, pensaba y decía dentro de mí "Dios mío, dale fuerzas a mi familia y ayúdame a ser fuerte porque no sé si esto es lo último de mí". Si te soy sincera, estaba asustada, no sabía contra qué diagnóstico o enfermedad me estaba enfrentando, pero tenía un mal presentimiento y esto me inquietaba.

Al día siguiente, ya recién cumplidos mis 23 años y un 23 de noviembre de 2020 (día después de mi cumpleaños) en horas de la mañana, llegó la llamada más difícil, Sí la de la doctora.

Me encontraba en mi trabajo planeando festejar mi cumpleaños y el de otra compañera en horas de almuerzo, sonreía y chisteaba con mis compañeras de mi nueva edad, cuando de repente mi celular empezó a sonar, me fijé en la pantalla y vi el nombre de la doctora. En ese momento mi corazón empezó a latir fuerte, mi mente estaba paralizada como en cámara lenta y mis manos comenzaron a temblar mientras seguía mirando la pantalla. Me llené de valor,

respiré hondo, cerré los ojos y contesté con voz tranquila y animada.

— Muy buenos días doctora cómo está
— Hola Elina espero que hayas pasado un buen cumpleaños, estoy bien; ya tengo los resultados de tu examen, y efectivamente es lo que sospechaba, tienes una tuberculosis pulmonar resistente.

En el momento trataba de tener una mentalidad positiva y me dije "Ok, tranquila no entres en pánico, según lo que has visto la tuberculosis se cura en 6 meses, asique vas a salir rápido de esto" era lo que pensaba en el momento, así que le dije a la doctora:
— Entiendo, entonces debo tomar un tratamiento por 6 meses

Ella me respondió:

— Elina creo que no me entendiste, la tuberculosis que tienes no es una tuberculosis "normal", es una bacteria resistente, esto quiere decir que los medicamentos normales no te sirven y debemos buscar otros tipos de tratamiento para ver si te funciona. Necesito que vengas al hospital para explicarte con más detalle y te hospitalicen de inmediato.

Después de haber dicho esto y cerrar la llamada, había quedado pensativa, me preguntaba ¿Qué quiere decir que los medicamentos que comúnmente se usan no me ayudan? ¿Entonces no hay soluciones para mí? ¿Por qué debo hospitalizarme? ¿Qué tan grave estoy? ¿Qué hago ahora?, tenía tantas interrogantes en mi cabeza, me sentía asustada, pero creo que tranquila.

Me senté en mi escritorio pensativa y llamé a mi mamá para darle la noticia; al terminar la llamada con mi mamá aún estaba que no creía lo que me dijeron, se sentía como una broma pesada en la que en cualquier momento me van a decir que no era cierto.

Me temblaban las manos y ya no podía concentrarme en lo que estaba haciendo en la computadora antes de la llamada, no sabía qué hacer o cómo reaccionar. Reuní a mis compañeras de trabajo y les di la noticia de que posiblemente estaría un muy buen tiempo fuera de labores por la enfermedad que me acababan de diagnosticar y por la cual tenía que internarme en el hospital.

Las caras de mis compañeras eran de tristeza al enterarse, pasaron de tener una sonrisa a una de total seriedad y tristeza, y me preguntaban ¿Por qué estás normal? ¿Por qué nos cuentas esto tan triste de ti, así como si nada?, y la verdad que yo misma no sabía qué ocurría conmigo en ese momento.

Fui de inmediato a recursos humanos para notificar mi diagnóstico, motivo por el cual iba a faltar por muchos días por orden médica, y aquí fue donde empecé a sufrir los golpes de mi enfermedad. La encargada de recursos humanos, al saber el nombre de mi enfermedad, de inmediato y con gesto adusto, me ordenó a recoger todas mis cosas e irme de la oficina.

Fue un momento en el que me sentí muy mal y caí en cuenta de que tenía una enfermedad, me sentía discriminada y echada abruptamente de la empresa. Le pedí quedarme por lo menos una hora más para despedirme de mis compañeros y que ellos pudieran cantarme cumpleaños como se tenía planeado, pero las palabras de esta persona fueron contundentes al decirme que no me quedara ni un minuto más allí.

Salí de su oficina y subía las escaleras con ganas de llorar, pero no podía dejar que mis compañeras me vieran y se entristecieran más de los que ya estaban, así que traté de disimular y recogía mis cosas de la oficina, mientras les decía a mis compañeras que todo estaría bien.

Salí de la oficina y me sentía como en esas películas en donde la persona la despiden de su trabajo y salen con una cajeta en la mano con todas sus pertenencias; la diferencia es que yo me sentía despedida y alejada por una enfermedad que me dejaba con un futuro incierto.

Caminaba a esperar un bus y me sentía tan mal por la forma en cómo fui sacada de la empresa, sin empatía... Esperaba y mis lágrimas se desbordaron de mis ojos con un terrible dolor; sentía cómo el ritmo de la vida estaba alrededor, pero yo me sentía completamente sola. Estaba tan desesperada que no pude esperar el autobús y decidí coger un taxi a casa, ya no podía actuar y contener mi llanto.

Al llegar a casa pude percatarme del silencio de mis padres, estábamos como en un mundo sin respuestas, en donde el

internet no era el mejor acompañante al buscar sobre esa bacteria resistente. Los resultados me dejaban más ansiosa y sin solución, solo quedaba esperar para ir al hospital y poder entender qué pasaría con mi vida.

La mañana del día siguiente llegó y junto con la mañana los nervios que nos rodeaba a mi mamá y a mí, pero trataba de actuar como si nada estuviera pasando, creo que en el fondo aún creía que todo esto solo era un sueño malo en el que me iba a despertar con el sonido de la alarma.

Llegamos al consultorio del hospital para hablar con la doctora y nuestras manos se juntaban para darnos mutuamente la fortaleza que necesitábamos.

— Buenos días doctora
— Elina como te dije por teléfono pudimos descubrir que lo que te está afectando es una tuberculosis pulmonar resistente; lo que tienes es algo serio, necesitamos tratarlo lo más pronto posible, la bacteria que está alojada en tu pulmón es muy resistente y no te puedo asegurar si vivas mucho tiempo. Esta bacteria se va comiendo tu pulmón hasta que ocasione la muerte... Mirando fijamente a mi madre le dijo: —Señora por eso es conveniente que se prepare, porque ella puede no sobrevivir.

En el momento de estar escuchando todo este diagnóstico, que por las palabras que me decían parecía ser un diagnóstico sin retorno, pensaba: ¿Cómo que puedo o voy a morir?, creo que esto es una broma, ¿Qué no me ven parada y bastante normal? ¿Cómo es posible que me sienta bien y me digan que estoy muriendo? No, no, no, tal vez se equivocaron de resultados y en cualquier momento descubrirán que se equivocaron, me siento muy bien, no me voy a morir, saldré de esto rápido.

— El tratamiento para tu enfermedad es carísimo y hay que pedirlo en otro país, ya que no es común para nosotros tener casos de tuberculosis resistentes— expresaba la doctora —. Pero tranquilas, el gobierno tiene un programa público que paga esto y ya mandamos a pedir tus medicamentos, el cual deberás llevar este tratamiento por 9 meses.

Te voy a referir a otro neumólogo que es el único que sabe y trata esa enfermedad en esta provincia, necesito que vayas a tu casa por ropa y pertenencias porque necesitas ser hospitalizada de una vez ya que debemos vigilar desde cerca cómo reacciona tu cuerpo a los medicamentos tan fuertes que usaremos.

Recuerdo ver el impacto en el rostro de mi mamá, por todo lo que había escuchado, con voz quebrada le pidió a la doctora que le diera por favor un día más conmigo en casa para prepararse y así ser hospitalizada al día siguiente.
La doctora al verla tan mal, decidió conceder ese día.

Al salir del consultorio para esperar al otro doctor, veía cómo las lágrimas de mi mamá no paraban de salir de sus ojos, me destrozaba el alma verla llorar desconsoladamente, en ese momento no pensaba en mi diagnóstico, pensaba en su dolor, no sabía qué decirle para consolarla, sólo podía apretar su mano.

Ese día terminamos de tramitar todo para ingresar al día siguiente al hospital, en todo el camino a la casa y por el resto del día prácticamente había un silencio, solo podía ver la profunda tristeza en la que se sumergía mi madre.

Preparaba una maleta, pero esta vez para un viaje un tanto extraño, en el que los abrazos "nos vemos pronto" eran abrazos de dolor, tristeza e incertidumbre.

A la mañana siguiente muy temprano estando la luna aún puesta y la oscuridad reinante, salimos hacia el hospital para internarme, viajaba en el autobús mirando muy pensativa por la ventana mientras sentía el viento frío y el calor de mi madre diciéndome que confiara en Dios, que solo Él nos ayudaría.

Al llegar, los doctores y enfermeras presentes no podían creer cómo me veía tan normal con una enfermedad como esa y cómo siendo tan joven con aspecto de niña había podido adquirir esta enfermedad. Todos miraban extrañados preguntando ¿Qué haces aquí? ¿Por qué habiendo tenido esto por tanto tiempo sin ser descubierto estás tan bien? ¿Seguro que eres tú la que se va a internar? Estas eran preguntas que para mí era un grito de auxilio ¡Debieron haberse equivocado conmigo, por favor no me dejen quedarme en este lugar! Todavía guardaba la esperanza de que en cualquier momento me dijeran que había un error y podía regresar a casa.

El lugar donde quedaba mi habitación era un lugar apartado, una sección donde la vidriera nos apartaba de todo lo demás, donde no muchas personas podían entrar ni querían entrar, custodiado por policías, con personas en donde ya no se les veía aliento y ganas de vivir, y con otras personas que caminaban de un lado para otro como león enjaulado y con cadenas en los pies. Esa era la vista del hotel 5 estrellas que me esperaba, a la que en pocos minutos entraría a estar presa en mi diagnóstico

Al entrar allí me sentía como un monstruo o un experimento que se debe mantener alejado para no atentar contra la humanidad. Estaba asustada en este ambiente, y pensar en que me quedaría sola en este lugar me ocasionaba una terrible ansiedad en la que quería decirle a mi mamá "Por favor no te vayas, no me dejes aquí sola".
Ella también estaba asustada, veía los hombres con cadenas en sus piernas y preguntaba a cada momento si realmente era seguro que yo estuviera allí, podía ver su cara de inquietud al dejarme sola, pero siempre traté de ser fuerte para ella.

Mi prioridad en ese momento era salir de ese lugar, y eso implica tener una mente positiva de que así pasaría, y esto me trae al pensamiento que leí de Dany Cortés en donde dice que "fingir que todo está perfecto es mentir y engañarse a sí mismo". Porque está muy bien ser positiva y querer ser fuerte para los demás, pero es peor para tí fingir ante los demás que estás bien cuando estás roto por dentro. Cuando te engañas e interiorizas lo que sientes, al final no son sentimientos que estás borrando (así lo crees tú), la realidad es que son sentimientos que solo lo estás acumulando y que en algún momento saldrán a flote.

ESTÁ BIEN NO ESTAR BIEN

Fingir que estás bien cuando no lo estás no te hace más valiente ni te garantiza que todo irá mejor, si no estás siendo sincero contigo mismo de cierta manera tampoco podrás serlo con Dios, y nuestras verdaderas fuerzas no vienen por medio de nosotros mismos, vienen por Él, por su amor y su misericordia.

Una de las cosas que logré comprender después de toda esta historia que aún para ustedes no acaba, es que a veces creemos que tenemos la plena confianza en Dios, pero en realidad al enfrentarnos a los problemas, creemos que primero lo vamos a solucionar con nuestras capacidades, lo cual no está mal solucionar tus problemas, pero debemos entender que todo lo que poseemos es gracias a nuestro Padre y no debemos dar ni un solo paso sin tener la aprobación de Dios y hacerlo parte de ese todo.

¡Él da nuevas fuerzas! pero hay que esperar en Él, ¡No nos adelantemos!

Él da esfuerzo al cansado, y multiplica las fuerzas al que no tiene ningunas.
Isaías 40:29

Ese día de mi llegada al hospital, mi mamá se retiró porque no podía quedarse allí y yo comencé mi estadía como la paciente del 804. Como por mano de Dios, me tocó estar sola en esa habitación, algo que me ayudaba un poco a sobrellevar mi situación del momento.

No fue entonces hasta horas de la tarde cuando llegó mi peor pesadilla ¡Los medicamentos!

Llegaron todos juntos en una bolsita transparente, la enfermera me las entregó y se retiró; y yo, las miraba fijamente y le oraba al señor diciendo que me ayudara y me dije a mi misma: ¡Vamos que tú puedes! Pensé que al tomarlas de seguido era mejor e iba a salir de eso, pensaba que era como cualquier panadol que te tomas y sigues tú día como si nada, esperando que haga su efecto, pero no fue así; era un total de 12 medicamentos en el día y 2 en la noche, al tomarme las primeras 12 fue dónde caí en cuenta que todo esto no era un sueño, era una realidad y mi vida no iba hacer fácil por unos buenos meses.

Me tomé los medicamentos y no pasaron muchos minutos cuando comencé a sentirme extraña, me sentía totalmente drogada, mi corazón latía muy fuerte, mi cuerpo se fue poniendo pesado y frío, comencé a marearme, miraba el techo de la habitación sin poder moverme mucho, sentía que algo estaba por pasarme, la tensión en mi cuerpo se descontrolaba y se apagaba, lo peor es que no sabía cómo avisarle a alguien que me estaba sintiendo muy mal ¡Estaba muy mal! Acostada y mirando el techo con mi agonía se me salía una lágrima y en mi mente decía: Ayúdame, Padre, por favor, estoy sola, siento que estoy colapsando por dentro, no sé si este será mi último día, pero por favor dame las fuerzas.

Me levanté casi arrastrándome y con fuerzas de donde no las había hasta la entrada de la habitación para de alguna forma pedir ayuda, y a la entrada de la zona de aislamiento había una enfermera a la que le pedí ayuda, pero la ayuda no llegó de inmediato. Pasó mucho tiempo en el que vomité hasta la existencia, mi cuerpo estaba rechazando los medicamentos y yo no podía contenerlo. Esos fueron los momentos en los que empecé a saber que mi ayuda no dependía si quiera ni de doctores ni enfermeras porque no me socorrieron; dependía totalmente de Dios quien tenía un llamado con mi diagnóstico pero que a mí todavía me hacía falta mucho para poder comprender.

Después de haber vomitado me sentía mucho mejor, pero los medicamentos que me esperaban en la noche me hacían sentir cosquilleos en el cuerpo y sensación de llenura a tal punto que por horas no podía dormir acostada, pero esta no atacaba tanto mi cuerpo, sino mi mente. Me daban alucinaciones repentinas, veía muchas cosas que en realidad no estaban pasando, me daba mucha ansiedad y sentía que me estaba volviendo loca.

El doctor pudo revisarme y realizarme varios exámenes, en los que se pudo ver que mi pulmón ya tenías cavernas, pero se sorprendió al ver que la bacteria resistente que estaba alojada en mi pulmón estaba muy pequeña como un punto, no tenían idea de cómo esa bacteria no estaba más grande y no había desbaratado más mi pulmón izquierdo. Pero aun así debía realizar ese tortuoso y largo tratamiento porque ellos sostenían que la bacteria podría ser más agresiva y expandirse al punto de comerse mi pulmón y quedar vomitando sangre hasta morir.

Junto a los 12 medicamentos de la tarde y los 2 de la noche, se le sumó otro medicamento vía intravenosa que no sabía su procedencia, pero me podía dar cuenta lo fuerte que era por cómo sentía que mi estómago se iba quejando y mi mano se me adormecía.

Así pasaron 8 días internada en el hospital, tomarme los medicamentos era un trauma por más que lo tomara más despacio de 2 en 2, siempre vomitaba a los minutos, la comida del hospital no la pasaba, mis náuseas se hicieron más seguido, mi sentido del olfato se agudizó al punto de no soportar olores, mi cuarto se humedecía al punto de todo el piso mojarse, por la ventana se observaba una vida sonriente afuera, pero dentro era un ambiente tenso y sin esperanza, en donde en la noche se escuchaba los gritos desesperados de escape, el desespero de las noches eternas en las que solo quería que amaneciera para restar un día menos en mi calendario y estar acompañada solamente en la mañana por mi mamá, a quien le concedían un permiso especial por obra de Dios, el sonido de la enfermera arrastrando las máquinas para ponerte y chequearte, y uno aquí con el celular con mensajes en el WhatsApp pero sintiéndose solo.

Una de tantas noches drené una de esas acumulaciones de sentimientos que me guardaba por fingir demasiado que estaba bien. Mi aguja donde me canalizaban ya vencía y tocaba poner otra, yo, internamente no quería por el miedo a que nuevamente me puyaran muchas veces al tratar de encontrarme las venas, pero dentro de mi miedo trataba de ser valiente, cuando la enfermera trató de inyectarme pasó

eso mismo, probó una y tres veces y yo colapsé sacando todo lo que en ese momento no había sacado, lloré con una terrible desesperación y le dije con voz quebrantada "por favor no lo intentes más, por favor déjame sola, quiero estar sola, ya estoy cansada, no puedo más, Señor por qué, por qué me dejaste sola" me tapaba el rostro llorando, y creo que toqué tanto el corazón de la enfermera que con cara de tristeza decidió irse y no intentar más.

En ese momento pareció que el hospital se silenció para permitirme llorar. Encorvada me agarraba mis piernas, agachaba mi cabeza y lloraba como una niña de 5 años que extraña a sus padres, mientras repetía una y otra vez "ayúdame Señor por favor, ya no quiero estar más aquí, sácame de aquí". Una hora después se asomó una paciente que también estaba en uno de los cuartos de aislamiento y me preguntó cómo estaba; me sorprendió mucho el gesto amable, era una paciente que tenía una tuberculosis no resistente como yo, pero que estaba ahí por descuidarse con los medicamentos y recaer. No me dijo mucho, y de hecho físicamente tal vez se veía peor que yo, pero siempre caminaba los pasillos y hablaba con los hombres presos con cadenas en los pies y se reía, ya estaba acostumbrada, no lo sé, pero creo que el solo verla y que me preguntara que cómo estaba, me hizo sentir mejor.

Tal vez a simple vista no parezca algo importante y a lo mejor en ese momento tampoco lo veía como ahora que lo recuerdo; pero en esos pequeños actos puedo comprobar de que Dios siempre estuvo conmigo, tal vez en ese instante cuando estaba en la cama encorvada llorando me sentía sola, pero Él estaba ahí a mi lado consolándome, y decidió mandarme ese ángel para mostrar su gran amor, misericordia y decirme por medio de ella "estoy aquí".

"Bendito sea el Dios y Padre de nuestro Señor Jesucristo, el Padre de las misericordias y Dios de toda consolación, el que nos consuela en todas nuestras aflicciones, para que podamos consolar a los que están en cualquier aflicción con la consolación con la cual nosotros mismos somos consolados por Dios."
2 Corintios 1:3-4

Cuando acumulas sentimientos de tristeza, puede afectar negativamente tu bienestar emocional y físico. Puede causar depresión, ansiedad, dificultad para concentrarse, cambios de apetito y sueño. Es importante procesar y enfrentar estos sentimientos en lugar de reprimirlos para poder tratar de superar la tristeza y mejorar nuestra salud emocional.

Aunque parezca que tu proceso apenas comienza, que no se le ve una salida y que tu vida está entrando en el caos de la desesperación; quiero decirte que todo pasa, ahora parecerá eterno y sin esperanza, pero después serás un guerrero (a) esforzado saliendo con una victoria en las manos; y tal vez como a mí tus próximos capítulos se pondrán aún peor, y sentirás que estás solo, pero nunca lo estarás.

CANCIÓN 2
CREER EN TI
Isabelle Valdéz y Samuel Hernández

Creer en ti cuando ya no queda nada
Cuando un rincón de tu alma está llorando de dolor
Creer en ti cuando has perdido el camino
Y solo ves tu destino a lo lejos para ti
Creer en ti es más que suficiente
Cuando tu vida y tu mente están anclada' en el temor

Cuando se cree en los milagros no hay espacio para dudas
Cuando se cree en los milagros se repone el corazón
Cuando se cree en los milagros no hace falta tener vista
Porque, aunque tú no lo veas, Él está obrando a tu favor

Cuando se cree en los milagros la enfermedad se hace trizas
Cuando se cree en los milagros se espera en el Señor
Él cumplirá su propósito en ti, y si puedes creer
Verás su gloria, mm-mm

Creer en ti cuando llega el desierto
Cuando te falta el aliento, pero quieres respirar
Creer en ti es más que suficiente
Cuando tu vida y tu mente están ancladas en el temor

Cuando se cree en los milagros la enfermedad se hace trizas
Cuando se cree en los milagros se espera en el Señor
Que Él cumplirá su propósito en ti, y si puedes creer
Verás su gloria

ANI JAZAK

Aunque tu proceso hiera el corazón
Aunque sientas que te mueres de dolor
Dios nunca llega tarde (oh)
Él siempre llega a tiempo

Cuando se cree en los milagros no hay espacio para dudas (solo que)
Cuando se cree en los milagros se repone el corazón
Cuando se cree en los milagros no hace falta tener vista
Porque aunque tú no lo veas, Él está obrando a tu favor

Cuando se cree en los milagros la enfermedad se hace trizas (solo tienes que creer, oh)
Cuando se cree en los milagros se espera en el Señor (oh)
El cumplirá su propósito en ti, y si puedes creer (y si puedes creer)
Verás su gloria
En ti
Oh
En ti

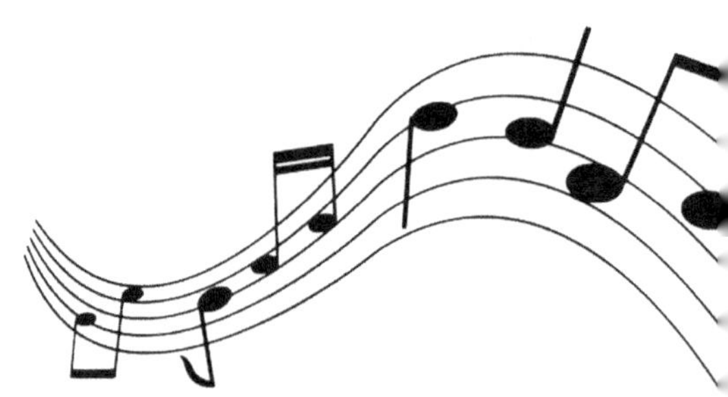

CAPÍTULO 3

Abnegación y desesperanza

CAPÍTULO 3
Abnegación y desesperanza

No vemos la vida tan corta y tan injusta hasta que entramos en un colapso de desesperación. Combinar estas dos palabras de abnegación y desesperación es saber que cuando tienes estas dos a la vez es porque estás a un paso de la depresión.

Nunca estaremos 100% preparados para las pruebas, queremos que nuestra vida sea perfecta, llena de felicidad y buenas noticias, pero qué sería de nosotros si no cometiéramos errores, sin los tropiezos, sin los llamados de atención; no aprenderíamos cosas nuevas, no corregiríamos nuestro rumbo o actos, no seríamos personas dignas de la valentía, no nos esforzaríamos por las cosas, tal vez ni siquiera valoraríamos la vida como debe ser, no tendríamos empatía, o entonces no tendríamos fe o buscásemos de Dios porque no vemos la necesidad de su presencia.

Siempre habrá momentos más fuertes que otros, pero también la decisión está en ti de cómo quieras llevarlo. Y no importa si ahora te sientes abatido, solo recuerda que tienes el resto del día, horas o minutos para levantarte y decir "Ani Jazak", programar tu mente, agarrar las armas que Dios te da y avanzar, porque ERES ESPECIAL.

Como te conté en el capítulo pasado, una de las noches que pasé en el hospital tuve mi colapso de desesperación donde drené todos esos sentimientos acumulados que no me permitía mostrar; y aunque me sentía muy sola, en ese momento no lo estaba.

A pesar de todos los días vomitar una y otra vez a causa de los medicamentos, hacía todo lo posible para salir rápido de ese hospital; le decía al doctor que ya me diera salida para ir a mi casa a poner el arbolito de navidad que tanto me gustaba. Todavía en mi inocencia creía que me acostumbraría a los medicamentos y tal vez no todo iba a ser bonito, pero me iba a ir mejor en casa; pero las palabras del doctor al darme la salida del hospital fue un borrador de sonrisa y una estaca de abnegación y desesperación.

— Elina, la receta que te estoy dando es para que, aparte de los medicamentos diarios, te apliques esta inyección todos los días hasta completar un total de 120 inyecciones (doblando prácticamente la dosis a 750ml), para así atacar con más fuerza ese (bichito), expresó el doctor.

En ese momento tragué muy fuerte, si hay algo que menos me gusta son las inyecciones, y esta vez tenía que inyectarme por ¡120 días sin parar, sin descanso! Sacaba la cuenta en mi mente y me decía: son 4 meses de inyecciones más esos medicamentos tan horribles que me tengo que tomar, ¿cómo lo voy a lograr? ¿Cómo llevaré ese ritmo de vida por 9 meses? Creo que salir embarazada sin desearlo es mucho mejor que esto, porque por lo menos esas mujeres o esas jóvenes obtienen una alegría de ese proceso, pero ¿yo qué obtengo? Serán 9 meses de mi vida perdidos, y eso si es que sobrevivo como dicen ellos... Con esto ya hasta la beca la perdí y ahora solo seré una carga para mi madre

cuando no era esto lo que quería.

Eran todos estos, parte de los pensamientos que me llegaban, pero trataba de disimular y procuraba convencerme que podía salir de esto.

— Por ahora le siento el estómago bien, hay que tratar de cuidarlo para que pueda aguantar nuestro "bombardeo", doctora también hay que estar pendiente al oído porque la Amikacina afecta la audición y los riñones. —decía el doctor.

Pensaba, ¿Qué es lo que me está diciendo? ¿Cómo es posible que pierda la audición? ¿Quiere decir que si sobrevivo de esta enfermedad igual no volveré a estar bien? ¿Qué clase de tratamiento es este? ¿Me arreglan una cosa por un lado y me dañan otra? No es justo.

Miraba a mi mamá con cara de susto, pero las dos estábamos calladas.

Salimos del hospital y decidimos que me quedaría un tiempo donde mi abuela para tener el hospital y las cosas más cerca para llevar mi tratamiento.

Ninguno de mis familiares estaba de acuerdo, cómodos o convencidos con mi tratamiento, pero así lo había predicho el doctor que es el experto; no podíamos hacer nada ante eso.

Al día siguiente nos levantamos muy temprano, comenzaba lo que sería "mi rutina diaria de ahora en adelante", estaba muy nerviosa, caminaba con incertidumbre, con ganas de salir corriendo, el corazón me latía muy rápido, pero había que enfrentar la situación sin escape.

Al llegar le di la receta del doctor a la enfermera, y ella al verla le cambió el rostro, se quedó como paralizada y luego volteó y nos dijo:

— ¡Amikacina por 120 días! ¿Ustedes están seguras?

Mi madre y yo nos miramos y le dijimos que así lo recomendó el doctor para salvarme de esta enfermedad.

— Mami esto es muy fuerte, todo lo que ella toma son antibióticos y esa mezcla tan prolongada ¡ESA NIÑA QUEDARÁ EN DIÁLISIS! Yo no le quiero poner eso ¿Tú has visto a las personas con diálisis? Si te pones todo esto no te veo futuro más que pegada a una máquina, ese doctor debe estar loco, por favor consulten con otro médico. Voy a ir a consultar con epidemiología porque no le quiero poner esto. — Enfatizaba la enfermera con un tono de evidente preocupación —.

La enfermera salió del cubículo, y mi alma le gritaba fuertemente ¡por favor ayúdeme, no deje que me tenga que poner eso! Estaba muy impactada con todo lo que me dijo, el miedo se apoderó de mí y solo pensaba en cómo terminaría todo esto; no paraba de pensar en que ya mi vida no sería normal, acabaría tal vez con esa bacteria, pero quedaría con alguna condición.

A los minutos, la enfermera volvió a entrar con cara de tristeza e indignación, abrió un paquete de inyección y la preparó diciéndome que me parara frente a la camilla, mientras que yo decía en mi mente "no puede ser Dios mío..." Ella se acercó y rápidamente me puso la inyección. Al entrar ese líquido a mi cuerpo sentía cómo todo esa área me quemaba y un fuerte dolor agarraba toda mi pierna, apretaba los dientes y agarraba la camilla fuertemente mientras se me salían algunas lágrimas.

Ella me preguntó: Te está quemando, ¿verdad? Busca y consulta con otro médico tu situación. — Me decía con cierto tono recriminador —.

Yo no podía mover mi pierna, el dolor era tan fuerte que no sentía mi pierna. Agarrándome de cosas y cojeando hice el esfuerzo de caminar hasta donde mi madre, ya que había otros pacientes esperando afuera para ser atendidos... Aún me apretaba los dientes y cuando llegué donde mi mamá rompí en llanto.

— Por favor, lléveme a mi casa, quiero estar en mi casa, necesito ver a mi papá y a mis perritos, por favor yo no sé si yo resisto esto, es un dolor horrible. Lo decía llorando mientras caminaba cojeando hacia la salida agarrada de mi madre.

— No te preocupes mami, hoy nos vamos para la casa. Me decía mi mamá mientras también se le salían las lágrimas.

Llegamos primero donde mi abuela y podía oír, cómo mis familiares discutían mi situación, mientras que le avisaba por teléfono a otros seres queridos con desesperación. Me sentía en un callejón sin salida, pensar en que repetiría ese dolor todos los días me agobiaba.

Mi estómago ya estaba empezando a manifestar su debilidad y mi garganta la acompañaba, estaba trancada, ya no podía comer muchas cosas y para poder tomar ciertos medicamentos tenía que hacerlo con algo que cambiara su sabor.

Ese mismo día por la tarde nos fuimos a la casa, y al llegar, abracé a mis perritos con toda la fuerza del mundo, le decía al Señor que me diera la oportunidad de seguir viéndolos.

Mis padres tomaron la decisión de que no me inyectaría hasta hablar con otro médico y eso por un lado me aliviaba; prefería tener la esperanza de que algo positivo me dirían, que tal vez ese doctor estaba exagerando o equivocado, o que tal vez en alguna parte del mundo existe otra opción más eficaz y más rápida para salir de esa enfermedad.

Recuerdo buscar como loca por toda internet alguna manera en que me pudiera deshacer de estos medicamentos que me hacían tanto daño, pero mi búsqueda era en vano, porque no encontraba respuesta segura a mi problema.

Mis familiares me sacaron una cita en un hospital de la capital con un neumólogo que, al parecer, era muy bueno, mientras que también me sacaron una cita con un naturista.

Con el naturista era una cita cuyo costo de 50 dólares, el cual sus consejos no me servían en el momento, ni mucho menos podía hacer que no pasara por ese tratamiento; solo me agregaría más medicamentos extraños y caros que se me hacía difícil mezclar con los actuales.

Guardaba la esperanza que tal vez con el otro neumólogo sí

funcionaría. La cita con él era de 80 dólares y aunque todos mis ahorros programados para mis supuestos "sueños" se agotaran yo quería intentarlo.

Ese día pudimos conseguir quien nos llevara, y aunque no me sentía tan bien e iba vomitando en todo el camino, yo iba con mente positiva.

Llegamos y había muchas personas esperando, así que mientras esperábamos estaba recostada en una silla con ansias.

Cuando por fin me llamaron y me dijeron que podía pasar, caminaba por el pasillo con dirección al consultorio y susurraba "En el nombre de Jesús" "por favor Señor, por favor".

Abrimos la puerta, nos sentamos y con nervios empecé a contarle todo mi caso al médico, a lo que él respondió:

— Ajá, resume qué es lo que tienes al final y qué buscas

Yo le mostré mis radiografías y mis exámenes y le dije: — dicen que tengo tuberculosis pulmonar resistente.

El doctor miró si acaso una radiografía por encima y cruzando sus brazos me preguntó si ya me habían dado un tratamiento, a lo que le respondí que sí mostrándole los medicamentos y lo mal que me hacía.

Él sin dejarme terminar me respondió:

— Esta enfermedad es letal, hace algunos años en otros

países la gente se moría en cantidad, a la fecha todavía mueren, pero bueno, el tratamiento aún no es lo mejor, pero solo te queda tratar de sobrevivir, tienes dos opciones: mueres o tal vez sobrevives. Aquí en Panamá no tratamos mucho eso, son pocos los doctores que quieren atender esos casos de resistencia, así que bueno, ojalá sobrevivas, qué pena que seas tan joven. Si eso es todo, fue un placer, —dijo serio y tranquilamente —.

Yo, estaba fría y sin pestañear, mi madre me miraba a ver qué sucedía conmigo, pero yo estaba paralizada, había pagado 80 dólares por 5 minutos durante los cuales sólo escuché que al final podría no sobrevivir.

Recogí mis cosas y salí del consultorio. Caminaba hacia al ascensor con mirada totalmente perdida y sin decir ni una palabra, parecía que la vida me había puesto en cámara lenta mientras caminaba, mi cerebro empezó a reproducir todos los momentos de mi vida desde que era pequeña, recordaba todas las dificultades que pasé, momentos de hambre, momentos de humillación, esa niña a la que le hacían bullying y le rompían los trabajos, esa niña que sufría por la inestabilidad de sus padres, esa niña que vendía ganchos y calcomanías en las casas, esa niña a la que le decían tiendita por ir al mercado a comprar "burundangas" y llegar al colegio con un maletín grande para vender y ayudar a su madre con los gastos del colegio, la niña que siempre tenía una sonrisa y animaba a su mamá, esa joven soñadora que le decía a su mamá que estudiaría mucho y saldría adelante por ella y para ella, para darle todo lo bueno que se merece en esta vida, lo cual ya no vería eso cumplirse.

Todos esos momentos pasaban por mi mente mientras seguíamos caminando y bajando el ascensor del hospital, solo podía sentir la mirada de mi madre con susto, pero sin decirme aún nada.

Estando fuera del hospital y siendo de noche, veía del otro lado de la calle a unos jóvenes sonreídos, tranquilos y con vestimenta de discoteca, y ahí fue donde con mucha rabia y tristeza empecé a cuestionar…

Caí sobre el borde de la calle llorando desconsoladamente, mientras mi mamá me agarraba por detrás pidiéndome que me levantara.

— No voy a sobrevivir, no lo haré, no aguantaré, por qué si siempre he tratado de serle fiel, por qué si siempre he tratado de hacer lo correcto, de ser justa y bondadosa, no soy una joven de bailes ni malos caminos, por qué a mí, entonces para qué estudié, para qué me esforcé, para qué me sacrifiqué tanto si ahora todo es por el gusto, por qué si ya pasé por mucho ahora moriré sin ver mis sueños hechos realidad. Todo esto lo gritaba con voz quebrantada y llorando desconsoladamente.

Mi madre me abrazaba y me pedía que por favor no dijera esas cosas, que al hablar así le llenaba su corazón de tristeza, que me secara las lágrimas, que ella no me dejaría sola y que juntas de la mano de Dios saldríamos de esta.

Al llegar la persona que nos trasladaba yo logré calmarme para no causar gran incomodidad, pero mi mirada seguía

perdida y mi voz se había escondido completamente.

Mientras viajábamos no podía evitar que mi mente siguiera produciendo la película de mi vida por la ventana del auto, y así mismo algunas lágrimas se escapaban, pero ya de forma seria y enojada; había perdido toda esperanza sobre mi vida.

Estaba golpeada espiritualmente, la angustia se estaba instalando en mi vida y yo ya no estaba luchando en la batalla, simplemente me había quedado con las manos abajo sin accionar y sin emociones ¡Me di por vencida! Ya no quería saber de más citas, ni de más nadie, ni de más palabras de "todo va a estar bien". Sabía muy bien lo que se venía: continuar con ese tortuoso tratamiento y regresar a las 119 inyecciones de las 120 que me mandaron.

Los siguientes días ya tenía una rutina establecida que iba acabando poco a poco con mi vida. A las 6 de la mañana ya tenía que estar arreglada para tratar de desayunar (era una pelea muy difícil porque ya casi nada me pasaba), luego de eso tocaba salir a inyectarme; trataba de aplicarme la inyección en clínica privada para "no sufrir demasiado", ya que la enfermera también sabía lo dolorosa que era, pero trataba de inyectar el medicamento poco a poco para que no me quemara demasiado, y al terminar trataba de darme un pequeño masaje para calmar un poco el dolor. Después regresaba nuevamente a mi casa para tomarme una sopa y comenzar a tomarme los 12 medicamentos de 2 en 2 y despacio (a veces no terminaba de completar la toma de todos los medicamentos cuando ya estaba vomitando 2 y 3 veces), los malestares acaparaban todo mi día; todo mi día

me la pasaba en la esquina de la cama meciéndome de los malestares o en el piso del pasillo de mi casa o en una esquina del baño, cuando por fin me iba sintiendo un poco mejor a eso de las 8 de la noche me tocaba tomar las 2 pastillas que tocaba en la noche, y empezaba mi agonía nuevamente: a veces vomitaba, se me bajaba la presión, las alucinaciones, malestares que no me permitían dormir; me la pasaba sentada en la cama toda la madrugada, entre el sueño y la realidad, y cuando por fin se me iban pasando los efectos a eso de las 5am ya no me quedaba nada para descansar para volver a comenzar mi día.

Era frustrante, eran demasiados días sin dormir bien, me sentía como un zombie, había bajado tanto de peso que me sentía los huesos, mirarme en el espejo era una tortura porque que no identificaba la persona del espejo, la ropa me quedaba grande y cojeaba por el dolor que dejaban las inyecciones (que aun así de pasar las horas, la pierna me fallaba, me jaloneaba y me dolía) mis glúteos ya no daban más de tantas inyecciones, ya no me sentía como una joven, me sentía como una persona de edad avanzada que ya usa bastón y se queja de dolores por todos lados.

Uno de esos días, luego de tomarme los medicamentos de la noche, me daban pequeños desmayos estando acostada, sentía como si mi alma se saliera por microsegundos, se me había bajado muchísimo la presión, vomité toda la madrugada y por la mañana mi mamá se fue a buscar a mi doctor de neumología a comentarle la situación. Yo, me quedé a cargo de mi papá acostada en el sillón, aún seguía con la presión baja, me daban muchísimas cosas para

subirla, pero no subía, mi cuerpo se empezó a acalambrar totalmente, todo lo veía como doble, respiraba como si me faltara el aire y no podía mover nada de mi cuerpo, había mucha debilidad. Escuché el teléfono sonar, era una de mis tías preguntando cómo estaba, mi papá le dijo que no estaba tan mal, y yo, sintiendo que me moría hice un esfuerzo con mis manos y agarré el teléfono diciéndole — tía por favor, no es cierto, me siento demasiado mal, ayúdeme tía por favor, ore por mí, órele a Dios para que me ayude. — le dije con voz agitada y débil, — está bien mi amor, pásame a tu papá — expresó mi tía.

Mi tía le preguntó a mi padre cuál había sido la última toma de presión que me había hecho y cuando mi papá le dijo los números, escuchaba los gritos de regaño de mi tía hacia mi padre, a lo que comenzaron a llamar para buscar un carro y llevarme al hospital. Otra de mis tías llegó a los minutos con el carro y yo estaba como una muñeca de trapo, no podía moverme y mi padre tuvo que cargarme para ingresar al carro, a lo que al intentar cambiarme de ropa no pude evitar vomitar todo mi cuarto.

Fue un día terrible, mientras llegué a la clínica y me canalizaron, mis familiares estaban muy preocupados y tristes pensando que algo malo me pasaría, y, por otro lado, el neumólogo amenazaba con encerrarme en el hospital por un mes, pero fue otro de esos días en los que Dios me ayudó a ponerme mejor y salir de la clínica.

Vivía anclada a mi cama con una cara sin expresiones, mi madre solía cantarme coritos de adoración y sentía cómo doblaba sus fuerzas para no mostrarme su tristeza, pero un día también tuvo un drenaje de sentimientos acumulados... estando en el borde de mi cama mientras cantaba sacudió mi mano con desesperación y me dijo:

— Raquel ¡Por favor! ¿Qué acaso nunca más volveré a ver tu sonrisa?

Volteé y solo la miré, sus palabras habían roto mi corazón, no quería verla sufrir, no quería esto para ella, pero a mi rostro se le había olvidado cómo sonreír, mi cuerpo ya no podía producir expresiones en mi rostro y mi voz estaba desactivada; ella trató de calmarse y oró, y yo con mirada perdida me hablaba por dentro: — Dios mío, ¿será que sí algún día volveré a sonreír? ¿Será que algún día volveré a tener masa muscular? ¿Será que volveré a ser "normal"?

Como dice el famoso dicho "Nadie sabe lo que tiene hasta que lo pierde". Muchas veces no podemos tener lujos, pero tenemos salud y la posibilidad de sonreír todos los días y nunca lo valoramos, decidimos tal vez amargarnos o estar enojados por cosas tontas sin importancia y nos perdemos de lo hermoso que es sonreír, lo hermoso de caminar, respirar, hablar, sentir la brisa y de disfrutar de todo aquello que nos rodea por más mínimo que sea.

Leí un artículo del blog de internet "Hormonas Efervescentes" en donde dice lo siguiente sobre empezar a sonreír y valorar lo que tenemos:

Si contamos las veces que nos quejamos o que esgrimimos

un *"es que…"* a lo largo del día nos daríamos cuenta de ello. Sin embargo, la verdadera felicidad no está tan lejos de nuestro alcance como parece.

Un primer paso para ser felices sería empezar a sonreír. Muchas veces llegamos a desmerecer la importancia de una sonrisa.

Aprender a estar siempre con una expresión amable, simpática, de comprensión, de empatía y de felicidad hará que hagamos la vida a los que están a nuestro alrededor mucho más fácil, lo que supondrá un "feedback" que convergerá en que nosotros nos retroalimentaremos de dicha felicidad y seamos aún más felices.

"El poder de una sonrisa es aquel que hace que un día gris sea un poquito más blanco, que una mala noticia sea una noticia regular, que una gripe sea un catarrillo, o que un examen súper importante sea una oportunidad de quitarnos una prueba de en medio y seguir adelante en nuestro camino. Es cuestión de mentalización. Si lo intentas se consigue".

El segundo gran paso sería empezar a valorar lo que tenemos; no tiene sentido quejarse, estar enfadado o no intentar ser feliz siendo que tenemos a nuestro alrededor a muchísimas personas que nos quieren y nos aprecian, que están a nuestro lado, que nos hacen luchar cuando ni tan siquiera nos quedan fuerzas, y que son nuestra energía para seguir adelante. Tener unos padres que piensen en ti por encima de todo, unos amigos que te hagan sonreír incluso en los peores momentos, o una pareja que sepa cómo *hacerte relativizar cualquier situación es una auténtica suerte, y esas personas que tanto se preocupan por nuestro bienestar se merecen que lo hagamos tan felices como ellos a nosotros.*

No esperes hasta el último momento o perder algo para empezar a apreciarlo, aprovecha el ahora, porque el tiempo o el ahora es irremplazable y no regresa.

Tal vez tú no estás valorando la vida, la salud, el trabajo, los amigos, la familia, tú esposo (a), pero debes recordar que lo que tienes, pues lo has recibido gratuitamente de Dios.

Si no eres capaz de apreciar lo que tienes, entonces estarás sumergido en una profunda inconformidad de la vida.

— Quiero decirles algo muy importante, mi cuerpo lo siento desgastado, siento que si pasa un día más yo no voy a resistir, siento que mi cuerpo ya no tiene pilas, les ruego que no me obliguen el día de hoy a tomarme los medicamentos, quisiera poder dormir, llevo mucho tiempo sin dormir y me estoy volviendo loca, por favor denme este día libre, por favor. — le decía a mi familia con voz débil.

Mi familia, luego de pensarlo, decidió que me concederían ese día, pero que lo único que sí me pondría iba a ser la inyección, pero ese día hubo unas huelgas y problemas, razón por la cual no nos podíamos movilizar hacia la clínica y las enfermeras que prestaban ese servicio en el pueblo, al ver la clase de medicamento, me negaron ponerla ya que decían que ese medicamento es tan fuerte que siempre

debe haber un doctor cerca por si algo me pasase en el momento. Así que fue un día totalmente libre para mí, dormí por muchas horas, nunca había experimentado tanto los perjuicios de no dormir por mucho tiempo.

Dormí tan a gusto que soñé que todo estaba bien en mi vida, que esta tragedia había terminado y que solo era una pesadilla, cuando en realidad me levanté de mi sueño me estiraba sobre la cama y me preguntaba: ¿Será que toda esta enfermedad la soñé? ¿Verdad que sí? Pero luego vi mi aspecto y me di cuenta que al día siguiente había que continuar con la lucha, pero por lo menos esta vez me sentía más descansada por ese día libre que me obsequiaron.

Estando sobre mi cama prendí mi celular y entré a la red social de Instagram, me percaté que una amiga cristiana estaba haciendo un "Instagram live", decidí entrar y ella estaba predicando sobre los "de repentes que Dios tiene para nuestras vidas"; me quedé escuchando su mensaje y le pedía a Dios — Señor permíteme pasar una buena navidad y Año Nuevo tranquila con mi familia, mi familia está triste y han decidido pasar por desapercibidas estas fiestas; yo quisiera darles un poco de felicidad en estas fechas especiales. Mi amiga decía "¡tú de repente va a suceder, créelo, Dios te va a sorprender! a lo que yo respondía: ¡Amén!

Dos días después y faltando 3 días para navidad nos levantamos a comenzar la rutina de todos los días, estábamos ya listas cuando de repente llegó un mensaje de la enfermera que estaba a cargo de mi tratamiento diciendo: — dice el doctor que le suspenda el tratamiento a Elina hasta segunda orden; él ha visto que este tratamiento su cuerpo no lo está aguantando, y ha decidido que se suspenda hasta el otro año en el mes de enero que pediremos el segundo y último tratamiento desde la India que queda para tratar su enfermedad.

Mi mamá y yo nos miramos sorprendidas, no era que me estaba librando de ese proceso, pero por lo menos no acabaría el año siendo infeliz.

— Viste mami que Dios hace cosas maravillosas, ¡viste que el Señor te mandó tú de repente! Él escuchó nuestras oraciones. Decía mi mamá sonriente mientras me abrazaba.

Para mi familia era la mejor noticia que pudieron darle; estaba muy débil y adolorida, pero tuve esos días para tratar de recuperarme. Después de no haber comido bien por prácticamente un mes, pude comer todo lo que quise, fueron muchos días en los que no podía dormir correctamente por los dolores y los corrientazos que me daban en los glúteos, pero mi mamá con pañitos de agua tibia me ayudaba para desinflamar los glúteos y reducir el dolor.

En navidad y año nuevo me vestí elegante y decidí darles las gracias a Dios por haber llegado hasta fin de año con vida, después de todo lo que había pasado.
Me tocaba enfrentar el siguiente año el nuevo tratamiento, pero seguía con la esperanza de que podía ser mejor que el anterior.

Fue un año en el que salí golpeada física, emocional,

mentalmente y claro económicamente, estuve entre la vida y la muerte varias veces, pero Dios logró meter su mano. Todos mis ahorros hasta el último centavo se gastaron en salud, y a pesar de que me hubiera encantado utilizarlo para sus verdaderos fines Dios me sostuvo para los momentos que necesitaba, y por medio de otras personas me bendijo para seguir costeando mis gastos diarios que conllevaba mi tratamiento.

Él te sostiene en tu proceso, porque tú proceso tiene un propósito.

Dios cuida de ti cuando pasas por el desierto, así como cuidó del pueblo de Israel cuando estuvo en el desierto.

Y Jehová iba delante de ellos de día en una columna de nube para guiarlos por el camino, y de noche en una columna de fuego para alumbrarles, a fin de que anduviesen de día y de noche. Nunca se apartó de delante del pueblo la columna de nube de día, ni de noche la columna de fuego.
Éxodo 13:21-22

La temperatura en los desiertos suele ser extremadamente fría, sobre todo por las noches, llegando a descender por debajo de los 18 grados centígrados; y durante el día puede superar los 43 grados centígrados.

El pueblo de Dios fue sacado de Egipto y dirigido a través del desierto para llegar a la tierra prometida.
Se puede pensar que su paso por el desierto era un tipo de peregrinación innecesaria; pero no es así, con Dios todos

los procesos o situaciones de nuestra vida tienen propósito.

Cuando Dios decide sacarnos de situaciones que nos tienen estancados o en aflicción Él toma las medidas necesarias para que en el proceso del cambio nada nos falte.

Dice la cita bíblica que durante el día el pueblo estaba cubierto por una nube que le proveía sombra, además que bajaba la ardiente temperatura del desierto;   y extraordinariamente cada noche la nube era cambiada por una columna de fuego que ofrecía el calor y la luz para guiar el camino.

Así mismo Dios suplía otras necesidades que no hay en un desierto, mostrando su presencia en todo momento:

- Dios dió el maná

Y Jehová dijo a Moisés: He aquí yo os haré llover pan del cielo; y el pueblo saldrá y recogerá diariamente la porción de un día, para que yo lo pruebe si anda en mi ley, o no.
Éxodo 16:4

Dice la biblia que por la tarde subían codornices que cubrieron el campamento; y por la mañana descendió rocío en derredor del campamento.

- Dios le dió agua de la roca

He aquí que yo estaré delante de ti allí sobre la peña en Horeb; y golpearás la peña, y saldrán de ella aguas, y beberá el pueblo. Y Moisés lo hizo así en presencia de los

ancianos de Israel.
Éxodo 17:6

Estos son poderosos pasajes, porque muchas veces en nuestros procesos de cambio sentimos que estamos a la deriva; yo me sentí así, buscamos sin cesar soluciones que nos ayuden, pero cuando estamos apoyados en Dios, Él suple todo lo que necesitamos y nos guía por el sendero correcto.

Puede que en estos momentos tú estés viviendo situaciones que azotan tus días y que agobian tus noches, así Él está contigo hoy. Sin importar cuánto frío o calor haga, sin importar tus necesidades financieras, tu estado de salud, el caos de tu matrimonio o lo asfixiante de tu situación laboral, el Dios todopoderoso que te sacó de Egipto (tierra del pasado) te llevará guardándote de las vicisitudes tempestuosas que pudieran asolarte. Pero también ten presente que todo cambio lleva un proceso de aprendizaje y corrección, no puedes llegar a tu tierra prometida y salir del proceso sin que hayas cambiado o aprendido lo que Dios quiere enseñarte. Dios castigó al pueblo de Israel con pasar 40 años en el desierto por su gran desobediencia y rebeldía. Mientras andes en desobediencia y rebeldía espiritual, seguirás en el desierto.

Aprendemos que el pueblo de Israel se quejaba contra Dios cuando las cosas se ponían difíciles y no salían como ellos querían, hablaron contra su líder Moisés y contra Dios, y aun así Dios nunca los abandonó.
Es difícil, pero es necesario dejar las quejas y aprender a

estar contentos a pesar de las circunstancias. *Él promete cumplir todo lo que necesites conforme a sus riquezas en gloria en Cristo Jesús (Filipenses 4:19).*

"Todo obra para bien a los que amamos a Dios" dice la palabra en Romanos 8:28, aunque el camino parezca interminable y las fuerzas ya te abandonen puedes descansar en las preciosas manos de Jesús.

Sigue caminando confiadamente bajo la protección de la nube y con la guía de la columna de fuego (procura no apartarte de esa protección), El poderoso Dios te ayudará a cruzar el mar rojo para que llegues a ese lugar donde encontrarás paz y abundancia.
Mi Dios estará contigo como poderoso gigante de día y de noche.

Eres "Tesoro especial" para Dios.
De entre todos los pueblos de la tierra, Dios escogió a Israel para que fuera su tesoro. Tú también eres un "especial tesoro" para Dios, si reconoces a Jesús como tu Señor y Salvador.

ANI JAZAK

Canción 3
El Proceso
Nancy Amancio

Te estoy pasando por el fuego
Para que te acerques a mí
Te estoy pasando por el fuego
Para sacar lo mejor de ti

El proceso ha sido fuerte
Pero no vas a morir
Porque en medio del proceso

Sacaré lo mejor de ti
El proceso es que te anuncia
Que viene tu restauración
El proceso es que te anuncia

Que tu desierto terminó
El proceso es que te acerca
A dónde está mi habitación
Si estás siendo procesado

Debes darme gloria
Te estoy pasando por el fuego
Tratando de llamar tu atención
Te estoy pasando por el fuego

Para sanar tu corazón
El proceso ha sido fuerte
Pero no vas a morir
Porque en medio del proceso

ANI JAZAK

Sacaré lo mejor de ti
El proceso es que te anuncia
Que viene tu restauración
El proceso es que te anuncia

Que tu desierto terminó
El proceso es que te acerca
A dónde está mi habitación
Si estás siendo procesado

Debes darme gloria
En el desierto es que se adora
Es donde puedes ver mi gloria
En el desierto es que yo envío

Columna de nube y columna de fuego
En el desierto es que hago fiesta
Es que celebro con mis hijos
Si estás siendo procesado

Es cuando más cerca estoy de ti
El proceso es que te anuncia
Que viene tu restauración

El proceso es que te anuncia
Que tu desierto terminó
El proceso es que te acerca
A dónde está mi habitación
Si estás siendo procesado

Debes darme gloria
Te estoy pasando por el fuego
Para que te acerques a mí

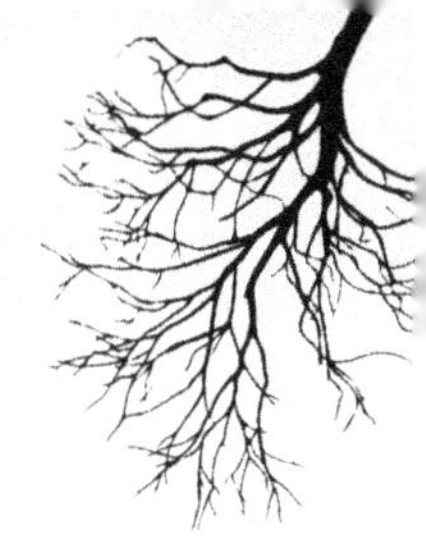

CAPÍTULO 4

El silencio de lo oscuro

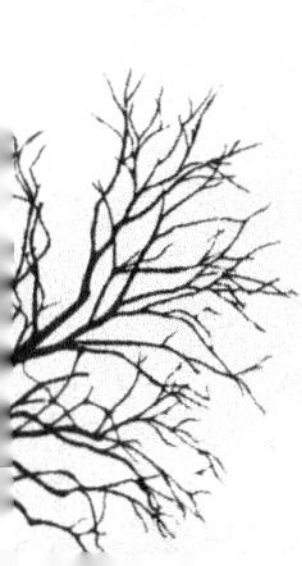

CAPÍTULO 4
El silencio de lo oscuro

Año nuevo, ¿vida…???

Suenan los fuegos artificiales, se alzan las copas, llegan los abrazos de felicitación y este es el momento donde dices… ¡este será mi año! Pero ¿Cuál es el costo de la bendición que declaramos todos los años? Iniciamos siempre con las mejores intenciones, las ganas de hacer cosas nuevas y cumplir metas, pero ¿Qué pasa que en el camino nos vamos desgastando, desilusionando y abandonando lo que nos habíamos propuesto a principio de año?

Estamos acostumbrados a decir de la boca para afuera todo lo que deseamos, pero cuando van llegando las dificultades y el camino se ve lleno de rocas y desafíos, abandonamos y regresamos a nuestra zona de confort con el engaño de las excusas y la frase "lo haré más adelante", abandonamos el esfuerzo y nos encerramos en la cajita del "no puedo". En el caso espiritual decaemos en la fe, nos deprimimos o amargamos y ponemos a Dios en la posición de una persona injusta.

Mi nuevo año 2021 era incierto, no sabía qué pasaría, pero decía que ése era el año en que se acabaría todo esto. Regresé nuevamente a mi trabajo y en mi mente estaba el pensamiento de "¡Ay, ojalá y se demoren con ese tratamiento!", no quería cambiar el estar mejor a regresar a estar mal.

Seguía reforzando mi cuerpo con buena alimentación porque estaba débil en muchas cosas, pero ya me estaba sintiendo más útil al retornar al trabajo y salir a distraerme algunas veces.

Como todo en la vida, tarde o temprano nos toca enfrentarnos a las cosas, ese día de enfrentarme con el nuevo tratamiento llegó. Mi mamá dándome la noticia que empezaba nuevamente a tomar medicamentos, y yo, respirando muy hondo para no llenarme de ansiedad.

Esta vez el tratamiento no era por 9 meses, era por 1 año, eso era como un puñal a mi corazón, al saber que se agregan más días a mi calendario de mi diagnóstico y se restaban días a mi libertad.

Ahora eran 8 medicamentos diarios en los que el número me gustaba, pero sus efectos eran igual de malos que el primer tratamiento sumando más de dos mil miligramos al día.
Ahí comenzaba yo nuevamente a volver a los vómitos diarios 2, 3, 4 veces al día, con medicamentos que me producían ascos y no podía tragar bien.
Nuevamente tuve que dejar la rutina de ir a trabajar como había comenzado el año, para anclarme a una cama haciendo teletrabajo por las noches que es cuando me sentía mejor, y aunque traté de varias veces forzarme a llevar una vida normal saliendo a algún lugar no podía. Entre más me forzaba a tratar de seguir con mi vida normal, menos podía hacerlo.

Cuando terminé las últimas materias de la universidad en el

2020 ya estaba enferma, pero siempre salía ante la clase con una enorme sonrisa feliz de graduarme, y ahora me tocaba sustentar mi tesis en ese estado aún peor que en el 2020. Mi trabajo lo había hecho con pasión y me sentía sumamente orgullosa de poderlo presentar ante los jurados, profesores y compañeros de clase, pero presentarlo con todos los efectos que me ocasionaban los medicamentos y mi condición física me aterraba.

La única compañera que sabía mi condición, que trabajó conmigo la tesis y que me ayudó con todos los trámites de universidad, mientras yo me encontraba hospitalizada, se preocupaba y me preguntaba si podía hacerlo. El acto de sustentación era virtual, por video llamada de zoom, así que decidí ponerme la capa de valentía y dije: ¡Lo haré!

Prácticamente no tuve tiempo de estudiar por lo mal que me sentía, pero había trabajado con tanta pasión que eso es lo que iba a mostrar ¡Mi pasión por el tema!
Estaba débil, pero me vestí de sonrisa, oré a Dios, me puse un saco, me maquillé, me peiné y me presenté a la llamada. Decidí no tomarme los medicamentos temprano ese día para estar mejor en mi presentación, lo cual fue un error que me costó después, pero que en ese momento no quería arruinar por lo que tanto me había esforzado para graduarme de la universidad. Nadie sospechó de mi enfermedad, parecía la Elina que todos miran en un día normal.

Terminé de exponer y los profesores me felicitaban con gran regocijo en el que expresaban que les gustaba la pasión que yo mostraba por el tema, el cual ellos me incitaban a realizar un libro de ese trabajo.

En el momento me encontraba muy feliz, tenía tantas ganas de seguir todos sus consejos, olvidándome a que al cerrar la llamada volvería a la vida sin esperanza que se me reflejaba en ese momento.

Recibí excelentes calificaciones, dando por hecho el futuro recibimiento de mi título como licenciada, cerré la llamada y estaba muy feliz, quería brincar, gritar y celebrar que ¡ya era una licenciada! Pero la celebración que me tocaba era la de tomar los medicamentos; fue una de las peores noches que tuve, ¡Sí! ese día de gran felicidad también fue el peor... Mientras muchos se imaginaban que yo estaba festejando, yo estaba aferrada al sanitario y a las bolsas a lado de mi cama vomitando toda la noche y madrugada, con presión bajísima, estómago destrozado, llorando en las piernas de mi mamá lo mal que me sentía y la injusticia de la vida conmigo por tirarme mis esfuerzos al suelo, mientras mi mamá me regañaba también por haber dejado la toma de medicamentos para después de la presentación, lo que el esfuerzo me ocasionó más malestares.

Me preguntaba, ¿Para qué volviste a esforzarte? ¿Qué acaso no ves que por ahora no disfrutarás nada por lo que tanto te sacrificaste, por lo que muchas veces salías cansada del trabajo para ir en la noche a la universidad a estudiar, por lo que muchas veces te dejaba el último bus para irte a tu pueblo y te quedabas llorando, asustada en esa parada solitaria pensando en qué ibas a hacer para llegar a casa, por la que otras veces te ibas en ese bus lleno, parada y cansada llegando muy tarde a la casa? ¿Y ahora mira donde

estás? Eran los dardos del enemigo que tocaban mi mente y que poco a poco por mi quebranto de fe fui cayendo en lo más oscuro de la depresión, en el silencio de lo oscuro.

El silencio de lo oscuro es un estado aterrador e inquietante, es ese espacio de incertidumbre y aislamiento en el que llega a caer una persona que se encuentra navegando en el mar de la depresión; ese momento en el que tu voz se esconde para darle paso al silencio y a los pensamientos de desesperanza más profundos que el enemigo te manda para destruirte.

Fue un momento difícil, ahora me sentía totalmente sola. El relajamiento de las medidas de la cuarentena ya tenía a muchas personas contentas, los horarios de los comercios se extendieron, ya se podían realizar actividades de esparcimiento y esto provocó que las personas se volcaran a salir de sus casas para disfrutar el aire libre y estar en su nueva normalidad; lo que para mí significaba una tortura. Mientras estaba en cama podía escuchar las risas y los festejos que se daban cerca de mi casa, y al meterme en mis redes sociales también podía ver los estados de mis amigos y conocidos disfrutando de la vida en fiestas y en paseos, amargando eso mi corazón al ver o reclamar la injusticia de la vida.

Incluso podía ver cómo mi novio en ese tiempo también tenía deseos de salir a recrearse con lástima en sus ojos al mirarme y ver que esta vez y por muchos meses más, yo no podría hacerlo con él; la vida continuaba su curso sin mí y eso me quedaba muy claro. Llevándome a apartarme de todo y de todos; dejé a mi novio con el que había pasado los últimos 5 años, apagué mis redes sociales, no conversé más con mis amigos y me anclé al silencio y la desesperación de mi cama.

Me estaba volviendo totalmente loca, en ese momento la paz parece haberse ido en un vuelo a un destino muy lejano, los efectos de los medicamentos me hacían sentir el corazón acelerado... Cuando me los tomaba era como que si me subiera en una nave; aunque pudiera estar sentada en algún lugar del piso de mi casa meciéndome para pasar los efectos, yo me sentía que volaba, no tenía control de mí... Una sensación de un calor desesperante que me encerraba en una caja imaginaria sin luz y aire, ganas de gritar, lloraba sin motivo ni razón, aunque tratara no podía parar de llorar en cada momento, era una agonía impresionante. Muchas veces buscaba alabanzas para tratar de relajarme y encontrar paz, y las alabanzas también me desesperaban; podía estar frente al mar caminando sobre la arena y la desesperación no me abandonaba; las veces que me tocaba salir con mi madre por medicamentos y chequeos no podía estar normal en un bus, me daba la sensación de que el bus era muy pequeño y había muchas personas por todos lados desatando la agonía de ese calor desesperante.

El hospital era como mi segunda casa, entraba y salía muchas veces, un día estaba en casa y otro día estaba en el hospital por la baja presión que me daba. Podía estar muy bien y buscar medicamentos y en unos minutos caminaba con mi madre a esperar el autobús y de repente cambiaba mi semblante y quedaba prácticamente desmayándome sin ver y escuchar nada y vomitando todo a mi alrededor.

Ya no quería más esa vida, ya estaba agotada, me levantaba todos los días, respiraba y veía el sol resplandeciente, pero para mí era otro día gris que tenía que vivir. Por alguna razón me ponía a pensar en las personas que tienen cáncer, que están en un hospital sin esperanza o tienen una enfermedad peor que la mía y eso me hacía llorar y desesperarme sintiendo impotencia.

No puedo recordar si en algún momento se me pasó por la mente en hacerme daño, pero a pesar de mi agonía y mi enojo con Dios, su Palabra siempre permanecía en mí y no era capaz de hacer cosas que pudieran lastimar aún más a mi familia y a mi madre que tanto da y dio por mí.

A cada cita a la que iba con mi neumólogo peor salía golpeada, ir a una cita de esas, era escuchar cosas negativas sobre mi vida y era extenderme cada vez más el tiempo de liberación de mi tratamiento. El tiempo por el que ahora tenía que aguantar era de 1 año y 6 meses (sin contar el mes y medio en donde casi me muero con el primer tratamiento)… Sí, ese tiempo de sufrimiento que pasé para los médicos fue como si nunca hubiera sucedido.

Ya no veía escapatoria de esto, sabía que mi vida no sería vida hasta final del año 2022, si es que lo consideraban prudente, y todos los efectos secundarios de los medicamentos se instalaban en mi cuerpo.

Después de pasar por este tratamiento, para este libro me tomé la tarea de investigar sobre estos medicamentos y la dosis que yo tomaba en mi lucha contra la enfermedad. Los resultados han sido sorprendentes:

- Bedaquilina: 4 tabletas 100 mg cada una, 400 mg en total.

En un estudio clínico, hubo más muertes entre las personas que tomaron bedaquilina que entre las personas que no tomaron el medicamento. Sin embargo, la TB MDR (tuberculosis multirresistente) es una enfermedad mortal, así que el paciente y su médico pueden decidir si se le debe tratar con bedaquilina si no es posible utilizar otros tratamientos. Algo que en realidad nunca se me consultó, ni estaba enterada de estos datos.

La bedaquilina puede causar cambios graves y potencialmente mortales en su ritmo cardíaco. Es necesario que se realice un electrocardiograma (ECG; una prueba que mide la actividad eléctrica del corazón) antes de su tratamiento y varias veces durante el tratamiento para ver cómo afecta este medicamento su ritmo cardíaco. Durante mi proceso en este tratamiento nunca se me dio algún seguimiento en cuanto a estos exámenes, sentía muchas veces mi ritmo cardiaco acelerado y con fuertes latidos o dolor en el pecho como parte de los malestares en el día; pero nunca tuve conocimiento hasta mucho después que era a causa de este medicamento. A lo mejor nunca creyeron que esto en realidad me ocurría.

Entre otros de los efectos que me daban fue el surgimiento de dolor en las articulaciones.

- Levofloxacina: 1 tableta y media, 500 mg, 750 mg en

total.

Tomar levofloxacina puede causar cambios en la sensación y daño a los nervios que podría o no desaparecer después de dejar de tomar la levofloxacina. Este daño puede ocurrir poco tiempo después de empezar a tomar la levofloxacina. Informe a su médico si alguna vez ha tenido neuropatía periférica (un tipo de daño a los nervios que causa hormigueo, adormecimiento y dolor en las manos y pies). Si experimenta alguno de los síntomas siguientes, deje de tomar la levofloxacina y llame a su médico de inmediato: adormecimiento, hormigueo, dolor, ardor o debilidad en los brazos o piernas; o un cambio en su capacidad para sentir un toque ligero, vibraciones, dolor, calor o frío.

Tomar levofloxacina puede afectar su cerebro o su sistema nervioso y causar graves efectos secundarios. Esto puede ocurrir después de la primera dosis de levofloxacina. Si experimenta cualquiera de los síntomas siguientes, deje de tomar la levofloxacina y llame a su médico de inmediato: convulsiones, temblores; mareos; aturdimiento; dolores de cabeza que no desaparecen (con o sin visión borrosa); dificultad para conciliar el sueño o mantenerse dormido, pesadillas; no confiar en otras personas o sentir que otras personas quieren lastimarlo; alucinaciones (ver cosas o escuchar voces que no existen); pensamientos o acciones para lastimarse o matarse; sentirse intranquilo, ansioso, nervioso, deprimido problemas de memoria, o confundido, o bien, otros cambios en el estado de ánimo o en el comportamiento.

Además, causa efectos secundarios como: náuseas, vómitos, diarrea, dolor de estómago.

- Linezolid: 1 tableta, 600 mg

Este puede causar efectos secundarios como: vómitos, náuseas, cambio de sabor en las cosas, mareos, dolor de cabeza, cambios de color de la lengua o de los dientes, hinchazón en diferentes partes del cuerpo, dolor, entumecimiento o debilidad en las manos, pies u otras partes del cuerpo.

- Clofazimina: 1 tableta, 100 mg

Algunos efectos secundarios ocurren con frecuencia (> 10%).

Decoloración de la piel: de color rojizo a negro parduzco. La decoloración de pelo ocurre en el 75-100% de pacientes. Es reversible, pero puede tardar varios meses en desaparecer después del final del tratamiento.
Escamoso y piel seca (adquirida ictiosis)
Náuseas, vómitos, diarrea y dolor abdominal.
Decoloración de la conjuntiva, córnea (ojos) y lágrimas.
Decoloración del sudor, esputo (escupir), orina y heces.

Los efectos secundarios que ocurren raramente incluyen:
Disminución de la visión: se requiere cuidado al conducir u operar maquinaria
Ojos secos e irritados
Fotosensibilidad
Pérdida de peso y pérdida de apetito.
Depresión, que puede deberse a la decoloración de la piel.

No les miento, ahora después de tanto, por segunda vez me siento bien conmigo misma al escuchar esta información, porque muchas veces al expresar estos efectos y malestares a otras personas, enfermera o familia, no me creían o prestaban la debida atención. A lo mejor para ellos yo estaba exagerando para llamar la atención, y simplemente mi mente estaba inventando estos terribles dolores; pero ahora sé que no es así, no estaba loca, de verdad mi vida y mi cuerpo estaba hecho un caos.

Agregado a todo lo que tenía, poco a poco al caminar y moverme, fui sintiendo dolor en las articulaciones de los pies, en el momento no era algo terrible pero molesto e incómodo, en esos días me quejaba, pero nadie me entendía. Al pasar los días ya no eran dolores en las articulaciones, sino que pasó a ser un hormigueo permanente en mis pies; era la misma sensación de un calambre en los pies con hormigueo, pero era algo que estaba en mis pies; por muchos minutos, horas, días, semanas y que luego pasó a ser por muchos meses, el año entero. Mientras más pasaba el tiempo perdía sensibilidad en los pies; se me hinchaban, me daba mucho dolor, no podía permanecer mucho tiempo de pie ni podía caminar por un largo tramo porque terminaba en llanto, me daban terribles corrientazos en las noches, parecía que me ponían un encendedor debajo de mis pies produciendo un terrible ardor y sensación de quemazón a lo que pegaba gritos y mordía la almohada fuertemente para aguantar el dolor; ya no podía ponerme sandalias ni zapatos justos, usaba zapatillas una talla más grande que la mía para poder salir.

Tenía muy buena mi visión, pero al tener los pies así era como si tuviera problemas con la visión, porque la sensibilidad de mis pies me dificultó a la hora de caminar y moverme; me tropezaba, me caía, caminar a oscuras era una pesadilla y un juego de adivinanza en el que no sabía por dónde andaba o lo que tenía a mi alrededor, ni siquiera el agua lo sentía como normalmente lo experimentamos.

Cuando me llevaron al médico pudieron darse cuenta que los medicamentos me habían ocasionado una neuropatía periférica, pero no podían hacer mucho por mí en ese momento. Un doctor trató de recetar unos medicamentos, pero no funcionó, mientras estuviera sumergida en ese tratamiento no iba a mejorar, otra cosa a la que tenía que resignarme.

Pasé muchos meses de sufrimiento con mis pies. Recuerdo cómo mi madre al llegar del trabajo me veía los pies hinchados o me escuchaba en las noches quejarme del dolor, y ella se levantaba, buscaba un cubo con agua tibia y me hacía meter las piernas en esta agua por unos minutos, para luego sacarlos, secarlos y dar un masaje en mis pies con mentol y cosas que ella creía que podían ayudarme.

Todo se juntaba, mi color de piel de la noche a la mañana comenzaba a oscurecerse quedando un color un tanto extraño; el color de mis dientes pasó a ser negro desde que me tomaba los medicamentos; el cabello comenzaba a caerse; el rostro a veces solía brotarse, ya no soportaba pasar y verme por los espejos de mi casa. Después de ser una persona que amaba las fotografías ahora pasé a ser enemiga de la cámara, hasta mi vestimenta logró cambiar: zapatilla grande, pantalones largos y suéter manga larga, era mi uniforme al salir.

Fue difícil y agotador ver cómo las personas reaccionaban al verme; algunas disimulaban con una sonrisa y después comentaban al darme la vuelta; otras me preguntaban directamente, pero siempre cuando tenía que salir a la calle me encontraba de 1 a 2 personas que me decían lo mismo "¡Porqué estás tan oscura! ¡Estás muy cambiada, por qué tomas tanto sol!

Me cuestionaba y le cuestionaba a Dios las mismas cosas, era como un león enjaulado que camina de un lado para otro sin entretenimiento alguno.

Me sentía como Job cuando argumentaba contra Dios y se sentía perdido.

¿No es acaso brega la vida del hombre sobre la tierra, y sus días como los días del jornalero?
Como el siervo suspira por la sombra, y como el jornalero espera el reposo de su trabajo,
Así he recibido meses de calamidad, y noches de trabajo me dieron por cuenta.
Cuando estoy acostado, digo: ¿cuándo me levantaré?
Más la noche es larga, y estoy lleno de inquietudes hasta el alba.
Mi carne está vestida de gusanos, y de costras de polvo;
Mi piel hendida y abominable.
Y mis días fueron más veloces que la lanzadera del

tejedor, y fenecieron sin esperanza.
Job 7:1-6

Así como Job en ese momento, así me sentía yo, y más en estas últimas palabras en donde dice que "mis días fueron más veloces que la lanzadera del tejedor y fenecieron sin esperanza". Ahí sentada en esa cama me decía a mí misma lo rápido que había pasado toda mi vida, el tiempo y los momentos felices fueron como la lanzadera de ese tejedor, y ahora sentía que mi vida fenecía sin esperanza, ¡Cuánto daría por regresar a esos momentos de sonrisas y quedarme allí disfrutando! — me decía—.

Leí varias veces el libro de Job cuando estaba en mi angustia, y cada vez que llegaba a esta parte lo leía con el alma y lágrimas. Me trataba de confrontar con la historia de Job, todo lo que tuvo que pasar y cuán fuerte fue él en su peor momento, al final Dios le dio el doble de todo lo que tenía, pero no fue fácil se necesitaba de mucha valentía.

Las palabras de Job fueron sabias, por eso es bueno ampliar un poco más sobre esto.

El tejedor en su marco lanza rápidamente la lanzadera de un lado a otro, hacia adelante y hacia atrás, y cada lanzamiento deja un hilo detrás de él, que se teje en la pieza de tela que está haciendo. Y Job compara la vida humana con los movimientos del transbordador.

La rapidez de nuestros días. Cuando algo desaparece, y desaparece para siempre, comenzamos a pensar más en su valor. "El hombre es como una cosa de nada, su tiempo pasa como una sombra."

Cada día se ha añadido otro hilo a la red de la vida. ¿Qué es nuestra vida sino una colección de días? Cada día añade algo al color y complexión de toda la vida, algo para bien o para mal. Así, cada día es, por así decirlo, un representante de toda la vida. ¡Qué importancia tiene entonces cada día!

Tejemos ahora lo que vestiremos en la eternidad. "Todo lo que el hombre sembrare, eso también segará". Las escrituras declaran que nuestra vida será puesta en evidencia para mostrar si éramos creyentes en Cristo o no.

La rapidez de nuestros días. Tendemos a no apreciarlos hasta que se hayan ido. Cada uno estaba lleno de misericordias: ¿las apreciamos? Cada uno estaba lleno de oportunidades: ¿las usamos sabiamente o abusamos de ellas?

Hasta que no veas tu propósito seguirás quejándote.

Decía Job a Dios:

¿Hasta cuándo no apartarás de mí tu mirada, y no me soltarás siquiera hasta que trague mi saliva?
Si he pecado, ¿qué puedo hacerte a ti, oh Guarda de los hombres?
¿Por qué me pones por blanco tuyo, hasta convertirme en una carga para mí mismo?
¿Y por qué no quitas mi rebelión, y perdonas mi iniquidad?

Porque ahora dormiré en el polvo, y si me buscares de mañana, ya no existiré.
Job 7:19-21

Mismos argumentos y preguntas que hacemos nosotros y que hice yo en mi proceso, en esos momentos en donde no tenía paz y la ansiedad me encerraba como en un ascensor que no se mueve ni tiene aire.

Meses iban y venían y yo seguía presa en mi diagnóstico, pero hubo una pieza clave en este capítulo que, aunque navegaba en el mar oscuro de la depresión y me encerrara en la soledad, Dios mandó personas a mi vida que iban a desencadenar luz y victoria.

La pandemia había separado la pequeña red de jóvenes que compartíamos la palabra de Dios, pero dentro de la iglesia hay un grupo masivo de jóvenes que siempre había admirado y había querido pertenecer antes de todo esto "Avanzada Juvenil, de la iglesia Hosanna".

Estando en uno de mis peores momentos entré a mi red social de Instagram y vi uno de los estados de la cuenta de Avanzada Juvenil en donde invitaban a los jóvenes a conectarse y unirse en oración. El pastor de Avanzada Juvenil estaba muy grave en el hospital debido a la COVID-19; me impactó mucho la noticia, pero más me tenía impactada fue que al unirme a la plataforma de zoom, había cientos de jóvenes conectados clamando sin parar por la sanidad del pastor; se podía sentir que sus corazones estaban tristes por la salud de su pastor, pero tenían mentalidad de guerreros donde tenían la fe de que el pastor Nuno Banda saldría con un gran testimonio de ese hospital.

Oraban y se conectaban mañana, tarde y noche con poder, y yo, a pesar de mi batalla interna me uní a ellos adorando y orando por el pastor; no podía parar de pensar en cómo se sentía su esposa y como la estaba pasando él, sabía lo que era el escuchar palabras de desesperanza de un médico, sabía cómo se sentía el estar al borde de la muerte.

Como olvidar ese 18 de enero de 2021 en donde la cadena de enfermedad que ataban al pastor Nuno fueron rotas al salir de ese hospital con una victoria entre sus manos. Recuerdo cómo todos saltamos de alegría incluyéndome desde mi casa, veía su video saliendo del hospital y lloraba una y otra vez viendo el resultado de las oraciones de todos esos jóvenes, viendo un gran milagro; por lo menos él en esos momentos consiguió su sanidad, él es Jazak.

—¿Será que yo también puedo obtener ese milagro sorprendente de la sanidad?
Yo también quiero vivirlo; ya lo vi en otras personas... ¡Dios! Pero quisiera que pasara conmigo; yo también contaré mi testimonio para tu gloria, no quiero estar en esta oscuridad.

Luego de este maravilloso suceso ingresé a una de las pequeñas redes de avanzada juvenil en la que para estos jóvenes ellos decían que yo les enseñaba mucho, pero de hecho ellos me enseñaban a mí.

Cada vez que entraba al hospital por estar mal, ellos estaban

en oración por mí, fueron la sonrisa a mis malestares, me enseñaron que debes de rodearte de personas que te ayuden a crecer espiritualmente, porque cuando estás en tus días malos son ellos los que te ayudarán a no entrar en el silencio de lo oscuro. Yo estaba hundida en la depresión y ellos fueron como esa base que necesitaba para ir parándome poco a poco de mi proceso.

Por recomendación de un doctor externo pude conseguir un medicamento que por lo menos reducía mis vómitos de todos los días hasta eliminarlo. El té de jengibre ayudaba mis fuertes dolores estomacales y el yoga reducía el dolor en mis pies y la ansiedad. Por lo menos mi día a día mejoraba un poco.

Podía sentir discriminación y aislamiento de personas que sabían en realidad lo que yo tenía, pero estos jóvenes nunca me hicieron sentir de esta manera. Me hacían bailar, cantar, orar y acercarme más a Dios, me sorprendieron y todos juntos hicieron el viaje largo de llegar a mi pueblo para visitarme y darme un día de alegría... Fueron varias veces que sacaron tiempo para visitarme y llevarme alegría.

En ese sentido mi vida estaba dando un pequeño giro en el que me sentía como una bendición. La toma de medicamentos nunca pudo ser buena compañía, pero al decirme —"vamos, tú puedes, una más, una más, esto pasará, esto va a pasar" me daba cuenta que ya estaba saliendo de esa depresión, que ya no me pasaba el día completo llorando sin parar.

El enemigo quería hundirme claro que sí, lo podía sentir, sentía cómo atentaba contra mi vida una y otra vez, ya no podía hacerlo con mi depresión, pero aprovechaba cada circunstancia en donde tuviera la oportunidad.

En una de las visitas de mis diáconos con los demás integrantes de la red, decidimos pasar un tiempo de convivencia en la playa de mi pueblo y todo marchaba muy bien, nos íbamos a meter al mar, pero mis amigos se demoraban mucho al cambiarse, yo tenía los pies con mucho dolor, quería relajarlos en el agua y dije: me voy a adelantar, ¡los espero en el mar!

Me metí en el agua y comencé a flotar para relajarme y reducir el dolor en mis pies, el mar estaba tranquilo y sin olas como una piscina, yo seguía flotando mirando el bello cielo de ese día cuando en un abrir y cerrar de ojos decidí voltearme y me doy cuenta que estaba muy lejos de la orilla. Comencé a asustarme, no tocaba fondo y mi neuropatía me daba más pesadez en mis pies, veía mis amigos a lo lejos en la orilla y decía en mi mente: ¡Dios mío no puedo creer que me voy a ahogar, que después de tanto luchar con esta enfermedad me voy ahogar y voy a poner tristes a mis amigos después de ellos quererme dar una alegría! Me viré nuevamente para flotar y exclamé ¡Señor ayúdame! Me viré y traté de nadar todo lo que podía, me volvía a virar a flotar y volvía a intentar salir sin tratar de desesperarme demasiado; sentí como si Dios hubiera dado un soplo sobre mí y me acercó a la orilla... Cuando logré tocar la arena no me cansaba de agradecer, me temblaban las piernas y el corazón me latía muy fuerte.

¿Experiencia mala o buena?

Ambas, de cada experiencia podemos sacar un provecho, por más mala que sean las cosas siempre se pueden sacar aprendizajes y cuando obtienes un aprendizaje obtienes algo positivo.

¿Cómo nos sentimos después de llorar amargamente sacando todo nuestro dolor?

En la actualidad las veces que he compartido mi historia con jóvenes se las he contado con el ejemplo de la película infantil "Intensa-Mente" en donde se trata de las cinco emociones que conviven en el interior de una niña (alegría, miedo, desagrado, ira y tristeza). Esta película tiene varias cosas que podemos aprender si la analizamos muy bien. La tristeza no todo el tiempo es mala, a veces es necesaria para sacar todo lo que cargamos en nuestros corazones y obtener una sonrisa para seguir adelante.

El amigo imaginario de la infancia "Bing Bong" en algún momento se convirtió en una carga pesada para salir de ese precipicio oscuro donde estaban los recuerdos desechados "el basurero mental" que era un profundo abismo que se interpone por debajo de entre el cuartel general de las islas de personalidad.

Alegría y Bing Bong cayeron en el basurero mental (es cuando caes en el silencio de lo oscuro), toda esperanza parecía perdida. Bing Bong encuentra su cohete perdido, y con el fin de activarlo los dos tienen que cantar una canción especial. Alegría y Bing Bong comienzan a cantar la canción tan fuerte como pueden, pero no importa lo fuerte que cantan, ellos se quedan cortos de la parte superior del acantilado. Con un intento más, vuelan hacia arriba (persistencia), y mientras lo hace, Bing Bong salta intencionalmente fuera para hacer el carro más ligero, y que Alegría llegara a la superficie. Al ver lo que Bing Bong hizo, Alegría lo ve desde lejos y Bing Bong le pide que "lleve a Riley (la niña) a la luna por él", y él se desvanece, quedando en el olvido.

Con este ejemplo es donde le digo a los chicos que me escuchan, que, al estar en el abismo más oscuro con desesperanza, Dios siempre muestra su misericordia poniéndonos algo para salir de ese estado (como el carrito de Bing Bong), pero tenemos que usar nuestras ganas, nuestra resistencia y persistencia para aprovechar la ayuda de Dios, pero también es importante que limpiemos y saquemos las cargas pesadas de ese "carrito" que no nos hace llegar a la cima. Muchas veces nos aferramos a cosas que Dios nos manda a soltar, y tal vez sí le metemos ganas y persistencia para salir de dificultades, pero, aunque lo sigas intentando no podrás salir hasta que no sueltes las cargas que te tienen amarrado al sufrimiento. Tu carga pesada puede ser el pasado, malos sentimientos de odio y rencor, la envidia, tu manera de hablar y andar, tú actitud, etc.... **Sin liberación no puedes obtener la Paz que necesitas para tu victoria.**

Tus mejores adoraciones van a salir del proceso que tú estás viviendo.

Hay cosas que tú estás viviendo no porque tú te la merezcas, a veces nosotros decimos ¡Señor en qué te he fallado! ¿He sido tan mala? ¿He sido tan malo? ¡Estando en un proceso y me meto a otro!

Pero debes entender que lo que tú estás viviendo no se trata de ti, si no de gente que tú vas aconsejar porque te vas a levantar como mentor, para que puedas hablarle a alguien; no con lo que tú le leíste, no con lo que alguien te dijo, sino con la experiencia.

Hay procesos que no se tratan de ti, hay procesos que no tienen tu nombre, hay procesos que Dios te lo hace vivir por alguien que va a venir más adelante y te va a decir ¡mira ya estoy pasando por esto! Y tú vas a decir ¡Ay Dios mío, es que eso nunca se trató de mí, sino que se trató de ti!

Tus mejores adoraciones van a salir del proceso que tú estás viviendo.

Ministra Densy Sánchez

CANCIÓN 4
Clama
Nancy Amancio

Conozco tu corazón y todo tu ser
Sé muy bien que me amas y yo te amo también
Sé que has querido ser fiel pero Satán te ha hecho caer
Yo soy quien guarda tu alma soy quien cura tu herida
Yo soy quien guarda tu entrada soy quien vela tu salida

Clama si Satán quiere engañarte
Ora si el mal quiere abrazarte clama que yo te responderé
Y te enseñaré cosas grandes que tú no conoces
Si clamas si clamas si clamas
Clama si Satán quiere engañarte
Ora si el mal quiere abrazarte clama que yo te responderé
Y te enseñaré cosas grandes que tú no conoces
Si clamas si clamas si clamas a mí

Cuando estuviste enfermo a tu lado estaba yo
Cuando tus amigos te dejaron fui tu consolador
Cuando tus padres te echaron fui yo quien te recogí
Y ahora no comprendo porque te alejas de mi

Clama si Satán quiere engañarte
Ora si el mal quiere abrazarte clama que yo te responderé
Y te enseñaré cosas grandes que tú no conoces
Si clamas si clamas si clamas
Solo solo clama

Y te enseñaré cosas grandes que tú no conoces
Si clamas si clamas si clamas a mí

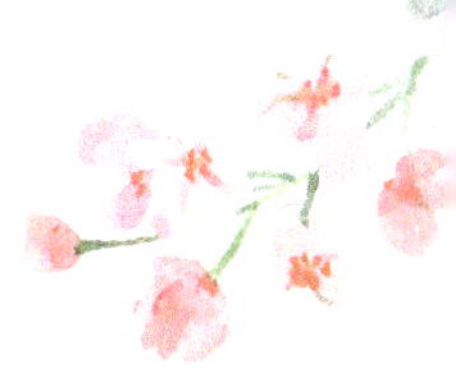

CAPÍTULO 5

La paz del cierre

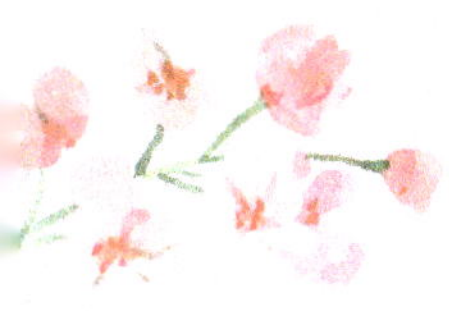

CAPÍTULO 5
La Paz del cierre

Con lo que me sucedió ese día en el mar pude entender que mi proceso me estaba preparando para algo grande y que, sea lo que fuera que Dios me tenía, el enemigo quería arrebatármelo.

Tuve muchos días en los que no podía dormir pensando en todo lo que me había sucedido desde el 2020, miles de pensamientos rondaban en mi mente, conversaba con Dios y le preguntaba ¿Qué es lo que quería conmigo? ¿Qué más quería mostrarme? Una tía siempre me dijo que le preguntara a Dios que es lo que Él quiere que yo aprenda, y así lo hacía —¿Qué más quieres enseñarme de todo esto? Pude entender que era necesario que yo quedara sola, porque querías un tiempo conmigo a solas para enseñarme que solo dependo de ti; que no es únicamente por mis fuerzas, sino por la tuya, que tenía que dejar en el camino algunas cosas y personas que traían pesadez, negatividad y no me ayudaban a crecer espiritualmente; entendí que debo disfrutar de todo aquello que tengo por más pequeño que sea; entendí que tus planes son mejores que los míos.

"Eres especial, no te compares con otros, no cuestiones mi elección, tú propósito es diferente, necesito moldearte" fue uno de los mensajes que habló Dios a mi corazón, por el cual me daba más tranquilidad.

Podía tener muchos malestares y mucha ansiedad en momentos, de hecho, solían darme ataques de ansiedad cada vez que tenía que salir a la calle, al momento de vestirme me entraba ese calor sofocante, atracador y esa falta de aire, pero poco a poco con el tiempo me estaba sintiendo más liberada en cuanto al alma.

Escuchaba la canción de la cantante Nancy Amancio del proceso, sentía que Dios me hablaba por medio de esa canción y me aferraba a sus letras "El proceso ha sido fuerte, pero no vas a morir, porque en medio del proceso sacaré lo mejor de ti"... Una y otra vez tocaba a mi corazón "no moriré, sino que viviré y contaré las obras del Señor" ¡Así lo haré!

Ya habían pasado 9 meses desde que empecé el segundo tratamiento, y en ese mes estaba en un punto en donde a mi cuerpo le daba un agotamiento extremo; era un cansancio inexplicable como si en todo el día hubiera asumido muchísimas cargas pesadas sin parar. Cada vez que iba al baño a orinar era peor, sentía que la poca energía que me quedaba en el cuerpo se iba en la orina, regresaba a mi cama tirándome sin fuerzas. Llevaba muchos días en esa situación sin decírselo a nadie, no quería asustar a mi madre, y tenía mucho miedo en regresar nuevamente a una hospitalización, pero cada día que pasaba me sentía con menos energía y más cansancio. Pensé que ya algo muy malo entonces estaba sucediendo.

Una madrugada no podía dormir, seguía con los mismos síntomas, fui a orinar y me sentí el doble de agotada. Solo miraba a mi madre dormida al lado mío y volteaba a mirar el techo, no sabía qué hacer, de verdad esa vez me sentía con mucho temor, no quería ir al hospital, ya estaba muy cansada de eso.

Cerré los ojos y dije:

— Señor, ya estoy cansada Padre, me siento muy mal y tengo mucho miedo; no sé qué le ocurre a mi cuerpo, pero siento que no tengo energías, siento un agotamiento extremo, sé que si digo cómo me siento quedaré en el hospital y me asusta lo que puedan decir.
Sé que debo ser valiente ¿Y sabes qué?... Ya no voy a resistirme, me entrego a ti para que hagas conmigo lo que verdaderamente quieres hacer, porque yo ya no puedo; si quieres que vaya al hospital está bien, lo enfrentaré, le diré a mi madre, pero por favor Padre ya no quiero escuchar más cosas negativas, **regálame un pulmón nuevo**, ya no quisiera un pulmón con cavernas, ni con infiltrados, ni con cicatrices, quisiera que me regalaras un pulmón nuevo.

Me arrodillé como pude y le dije: ¡Por favor Padre por favor!

Me levanté, me sequé las lágrimas, respiré hondo y comencé a despertar a mi mamá diciéndole lo mal que me sentía desde hace días.

Mi madre se preocupó muchísimo, ella decía que a lo mejor si me sentía así era porque la enfermedad había avanzado. Esperamos que amaneciera para buscar quien me llevara al hospital, yo me mantuve callada, iba a aceptar lo que Dios hiciera conmigo ya sin quejas.

En camino al hospital Dios, en su infinita misericordia suplió para que pudieran llevarme a urgencias en un hospital privado; eso me daba más tranquilidad, porque sabía que me atenderían con más rapidez y con más atención.

Llegamos y de inmediato me canalizaron y procedieron a realizar muchos exámenes, estaba acostada sobre la camilla, en esos momentos había reunión con mis hermanos de avanzada juvenil para compartir el devocional semanal en el que yo entré para escuchar mientras esperaba los resultados de mis exámenes; pero lastimosamente me quedé dormida con el medicamento que me pusieron vía intravenosa, a lo que no pude escuchar cuando ellos hicieron su oración a Dios por mi salud.

Al momento de despertar, ya habían salido los resultados de la prueba de sangre en la que gracias a Dios todo parecía estar muy bien, había algunas cosas que presentaba bajas, pero nada malo de qué temer; solo era cuestión de comer muy sano y tomar algunos medicamentos. Pero lo más importante aún no salía, que era la radiografía para saber cómo estaba mi pulmón, eso era lo que nos tenía con mucha intriga y en tensión.

Esperábamos los resultados muy inquietas, hasta que por fin salió lo esperado…

La doctora me llamó a su consultorio y yo iba caminando muy despacio suspirando, cuando me le acerqué ella aún se quedaba mirando atentamente la radiografía y me dice:

— ¿Tú me dijiste que tenías tuberculosis resistente?

— Sí, doctora, mi pulmón ya tiene cavernas por la enfermedad, le respondí.

— Es que yo no te veo absolutamente nada, mira la radiografía, es un pulmón normal.

— ¿Usted me está hablando en serio doctora?

— Sí, mira yo no soy radióloga, pero por lo que veo, veo un pulmón normal como el de cualquier persona; de todas maneras, te recomiendo que esperes la respuesta del radiólogo que saldrá el día de mañana.

Mi corazón latía a mil, no podía creer lo que había escuchado... Dije: ¡Dios será que de verdad me concediste el pulmón nuevo que te pedí! Llamé a mi mamá de inmediato para que escuchara esto de la doctora, ella también estaba muy sorprendida, pero decidimos aún no llenarnos de tantas ilusiones y esperar la confirmación del radiólogo.

Esa noche que salí la doctora me mandó unos medicamentos para la ansiedad y la neuropatía, y salimos a la casa muy sorprendidos.

Sabíamos que, aunque los resultados arrojaran que mi pulmón se encontraba muy bien, yo debía seguir obligatoriamente el tratamiento por orden médica (y lo que en realidad me afectaba siempre fue el tratamiento) pero aun así eso sería un motivo grande de alegría, porque sabía que Dios me había sanado, me había regalado un pulmón nuevo.

Al día siguiente yo caminaba de aquí para allá inquietamente esperando a que me llegara el mensaje de WhatsApp de la doctora del hospital con los resultados; nunca había esperado con tantas ansias por algo.

Brr brr, suena por fin mi teléfono anunciando un mensaje, caminaba de aquí para allá, —ok, ok, tú puedes, tranquila, ábrelo a la cuenta de 1…2…3…

Hospital Colón 4 Altos

Nombre del Paciente: *SILGADO ELENA*

RX. PA TÓRAX:

Los tejidos blandos y las estructuras óseas son normales. Ambos hemidiafragmas en situación habitual com ângulos libre de colecciones.

El parénquima pulmonar com adecuada distensión sin evidencia de lesiones alveolares o intersticiales.

El patrón vascular es normal.

Mediastino y corazón de tamaño normal.

OPINION.

ESTUDIO NORMAL.

Esta era la confirmación de mi mayor milagro, llevaba muchos meses en los que me hacía radiografías con la esperanza de que no apareciera nada; pero cada vez que salía un resultado salía abatida por la aparición de cavernas e infiltrado, pero ahora cuando menos lo esperé, cuando me desahogué, me rendí y me entregué a Dios, sucedió.

Leía la palabra "Estudio normal" y lloraba dando gracias a Dios, lloraba de forma un poco temblorosa, pero mis lágrimas esta vez eran de alegría y felicidad, llamé a mi madre y le dije: ¡Mamá tengo un pulmón normal, todo está normal, Dios me sanó!

Cuando te despojas de tus cargas y se las dejas a Dios, cosas grandes suceden.

Venid a mí todos los que estáis trabajados y cargados, y yo os haré descansar. Llevad mi yugo sobre vosotros, y aprended de mí, que soy manso y humilde de corazón; y hallaréis descanso para vuestras almas; porque mi yugo es fácil, y ligera mi carga.
Mateo 11:28-30

Los milagros suceden en el momento menos pensado.

No miento, muchas veces fue muy difícil continuar tomando este tratamiento que me tenía tan mal sabiendo que estaba sana, quedaban muchos meses por delante, pero mi corazón tenía una paz inexplicable y mi mente había dado un giro total en pensamientos que ahora eran más positivos.

Mi neumólogo de cabecera al ver la radiografía se quedó sorprendido y me dijo:

— Wow, ¿tú le diste gracias a Dios por este examen? Pero sabes que, aunque milagrosamente este examen diga que eres normal, debes seguir el tratamiento. En realidad, todos estos efectos secundarios de los medicamentos y demás lo estamos probando contigo. El Ministerio de salud está vigilante a la toma de este tratamiento por ti, ellos están encima de mí y yo no puedo hacer más nada; esta bacteria es muy astuta, no se sabe cómo puede reaccionar, así que es mejor seguir los lineamientos, además se ha confirmado en algunos casos que estos pacientes a veces nada más duran hasta 10 años.

Sigue haciendo lo que piensas que te ha ayudado para tratar la neuropatía y los efectos secundarios; yo en realidad no te puedo asegurar hasta cuándo tendrás esos efectos y cuánto tiempo tomará tu cuerpo a volver a la normalidad después del tratamiento, pero creo que sucederá algún día.

El doctor seguía hablando y yo mentalmente me sentía un poco decepcionada de la ciencia al ver que por parte de ellos siempre quedaba más confundida. Obviamente sentí que el enemigo quería opacar mi alegría para que volviera a no creer en mi sanidad. Pero yo me sentía sana y en eso estaba enfocada.

Llegó el día de mi cumpleaños número 24 y tenía los pies muy hinchados, con dolor y el color de mi piel más oscura, pero había decidido que, aunque la iba a pasar encerrada en mi cuarto, me maquillaría, me peinaría y me arreglaría para agradecer por un año más de vida cuando en algún momento pensé que no lo lograría cumplir. Me tomé algunas fotos para subirme el ánimo, les edité el color de piel y subí a mis redes sociales con una gran sonrisa.

A lo mejor muchas personas pensaron que todo con mi vida estaba muy bien, que todo estaba normal al verme por redes sociales; pero sí es verdad cuando decimos que las redes sociales "son engaños de una vida falsa", pues obviamente las personas solo muestran lo que quieren que otras personas sepan o vean, muy poco te encuentras con la demostración de los momentos difíciles.

Yo, editaba mis fotos para ponerle mi tono de piel que solía tener, solo subía fotos en las que se mostrara solo la mitad de mi cuerpo para no mostrar tanto mi delgadez o mis piernas hinchadas, así también al editar las fotos me decía ¡Esta sí soy yo, la de acá no sé quién es!

Pocas veces solo subía una foto vieja de cuando estaba muy bien antes de enfermarme.

Fue un cumpleaños bastante solitario en el que me la pasé en mi cuarto acostada, sin dulce ni festejos; pero que por lo menos por una hora tuve la visita de una prima que había llegado de España y al saber mi condición quiso visitarme y llevarme un regalito de cumpleaños, fue una hora en la que sentí que distraje mi mente de los dolores.

Mi madre tenía que trabajar mucho para ayudarme a sustentar mis gastos, pero dentro de los momentos que tenía libre, trataba de buscar las maneras de distraerme y alejarme de la ansiedad que me producía el encerramiento que llevaba por mucho tiempo.

El año ya prácticamente acababa y yo me sentía como otra persona diferente a la persona que había iniciado este año en el silencio de lo oscuro.

Por medio de mis hermanos de la iglesia y mi voluntad yo trataba de trabajar de cerrar capítulos que no me ayudaron en mi crecimiento espiritual.

Conversé con mi ex novio y le expresé mis sentimientos del momento en el que terminé mi relación y las razones por las cuales las cosas no estaban funcionando para nuestro bien en ese tiempo. Después de eso los dos quedamos muy aliviados en sacar todo de nuestro corazón, convirtiéndonos en los mejores amigos que éramos antes de ser novios, cerrando así un capítulo con mucha paz. ¿No se puede ser amiga de tu ex novio? Claro que sí se puede, de hecho, hasta el sol de hoy seguimos hablando y compartiendo como los dos mejores amigos que somos.

Después de tantos meses, pude obtener mi diploma de licenciada con honores de sigma lambda, demostrando Dios una vez más que mis ojos verían eso y muchas cosas más.

Decidí que trataría de no quejarme de mi color de piel y mis pies, y que iba a sonreír más seguido y disfrutar la navidad como siempre desde niña lo disfrutaba. Aunque me agitaba y me cansaba muy rápido, trataba de hacer las cosas poco a poco y disfrutar.

Alrededor de mí había tormentas que hacían que mi vuelo de vida fuera con turbulencia y tal vez no las mencione ni las describa en estos escritos, pero Dios me seguía avisando que me pusiera el cinturón de seguridad porque cosas sorprendentes sucederían en mi vida al aterrizar.

Puedes tener; paz en la tormenta
Fe y esperanza cuando no puedas seguir
Aun con tu mundo hecho pedazos
El señor guiará tus pasos

En paz en medio de la tormenta.

La Paz siempre trae esperanza, la esperanza viene acompañada de los sueños, los sueños con las ganas de lucha y esfuerzo, y tus pasos de lucha y esfuerzo atraen satisfacción, victoria y felicidad.

En el libro de Mateo 8:23-27, nos dice cómo Jesús calmó una tempestad en medio del temor y la desesperación de sus discípulos. Ellos acudieron al Señor cuando parecía que la barca se hundía y que era el final.

Las tormentas que azotan la vida, te hunden en la desesperación, pero aún así, muchas veces tratamos de enfrentar la tempestad nosotros mismos, confiando en nuestras propias fuerzas, creyendo que le podemos dar solución y no acudimos a Dios.

Cuando sientas los vientos del miedo, del desánimo; cuando la barca de tu vida es agitada por las fuertes olas de los problemas, acude a Dios. Hagamos como los discípulos, que imploraron la ayuda de quien podía salvarlos. Y así lo hizo. Jesús calmó la tempestad y les dio paz y seguridad.

No tengas temor, pon toda tu confianza en el Señor y no te preocupes. Tu fe en Jesús te ayudará a enfrentar las dificultades y a tener la paz en medio de la tormenta. Mientras Él esté en la barca de tu vida, nunca te hundirás, porque contigo está el Señor de señores y Rey de Reyes.

"La paz os dejo, mi paz os doy; yo no os la doy como el

mundo la da. No se turbe vuestro corazón, ni tenga miedo".
Juan 14:27.

Tiempo de esperanza.net

Lograr la paz del cierre puede ser un proceso emocionalmente difícil, y a menudo, implica aceptar la realidad con buena actitud o aceptar que debes entregarle tus cargas a Dios, ya sea que lo que pasemos sea por elección propia o por circunstancias fuera de nuestro control. Sin embargo, una vez que se ha alcanzado la paz del cierre, es posible sentir una sensación de liberación y de poder seguir adelante con la vida.

La paz del cierre puede ser una experiencia muy beneficiosa y liberadora para muchas personas, y es importante permitirse sentir y procesar todas las emociones que surgen al cerrar una etapa importante en la vida.

Para quienes sufren de ansiedad es necesario que con voluntad su objetivo sea conseguir esta etapa. La ansiedad puede ser una experiencia muy desagradable y puede interferir en nuestra capacidad para disfrutar la vida.

Médicamente, me decían que otro de los problemas que tenía a causa de mi situación era el no aceptar mi enfermedad, y es verdad, nunca la acepté, y eso me causaba más ansiedad. Es necesario que busquemos estrategias que pueden ayudar a calmar la ansiedad y a encontrar la paz interior; en el momento que comencé a apoyarme más en Dios y a recibir apoyo de amigos que espiritualmente me ayudaban, comencé a identificar qué debía también auto ayudarme para salir de ese ciclo de destrucción. Algunas recomendaciones de ellas incluyen:

- Practicar técnicas de relajación: la meditación, la respiración profunda, el yoga, pueden ayudar a relajar el cuerpo y la mente, reduciendo los niveles de estrés y ansiedad.

El yoga no solo me ayudaba con mi problema de neuropatía, también me ayudaba a relajarme y fortalecer mi pulmón con la práctica de la respiración profunda mientras hacía estos ejercicios.

- Identificar y desafiar los pensamientos negativos: la ansiedad a menudo surge como resultado de patrones de pensamientos negativos y catastrofistas. Identificar estos pensamientos y desafiarlos con pensamientos más realistas y positivos puede ayudar a reducir la ansiedad.

Debe llegar ese momento en donde debes parar de autodestruirte con pensamientos que solo te llevan al precipicio; y con personas que te acompañan con sus palabras a sumergirte más en ese mar oscuro. Me tomó mucho tiempo dejar de victimizarme ante Dios y comenzar a identificar todos los pensamientos negativos que debía tratar de apartar.

- Hacer ejercicio regularmente: el ejercicio es una excelente forma de reducir el estrés y la ansiedad. Además, puede mejorar el estado de ánimo y aumentar

la sensación de bienestar.

- Practicar el autocuidado: asegurarse de dormir lo suficiente, comer de manera saludable y hacer cosas que disfrutamos puede ayudar a reducir el estrés y la ansiedad.

Por mi tratamiento muchas veces era muy difícil dormir bien, pero cuando fui entrando al capítulo de La paz del cierre, trataba de buscar cosas que anteriormente me gustaba hacer para entretenerme y no seguir generando pensamientos producto de mi encierro en casa. Comencé una maestría de manera online, estudiaba por las noches cuando ya me sentía mejor, y aunque me costaba concentrarme por los efectos de los medicamentos y me costaba el doble de esfuerzo para estudiar, traté de mantenerme entusiasmada y nunca abandonar la maestría, dándome así más motivos de pensamientos positivos para seguir adelante.

- Buscar apoyo: hablar con amigos, familiares o un profesional de la salud mental puede ser muy útil para procesar la ansiedad y encontrar formas efectivas de reducirla.

Es importante recordar que encontrar la paz interior es un proceso, y que cada persona puede encontrar sus propias estrategias efectivas para hacerlo. La clave es ser paciente y amable consigo mismo y buscar ayuda si es necesario.

Desde un punto de vista psicológico, cerrar ciclos es muy

importante para nuestro bienestar emocional. Cerrar un ciclo significa completar una etapa de la vida y dejar ir aquello que ya no nos es útil o que nos causa dolor o sufrimiento. Es un proceso necesario para avanzar en la vida y para evitar quedar atrapados en el pasado.

No cerrar ciclos puede tener consecuencias negativas para nuestra salud mental. Puede generar sentimientos de ansiedad, estrés, depresión, e incluso puede afectar nuestra autoestima y nuestra capacidad para establecer relaciones saludables con los demás.

Por otro lado, cerrar ciclos puede ser un proceso doloroso y difícil, ya que implica enfrentar nuestras emociones y a veces abandonar algo que valoramos. Pero también puede ser liberador y nos permite abrirnos a nuevas experiencias, relaciones y oportunidades.

Tu cambio de actitud genera nuevas buenas experiencias, inténtalo.

Canción 5
Corazón de Guerrera
Nancy Amancio

Tengo el Corazón De Guerrera
Soy del ejército celestial
Que sale al campo de batalla
A pelear
En el cielo soy reconocida y en el
Infierno temida porque mi lugar de batalla
Será mi lugar de conquista
En área que he sido golpeada
Es Allí que tendré Mi Victoria
Si fui golpeada con mi familia
Pues Ahí Dios me da la Victoria
En el área que he sido golpeada
Es Allí que tendré Mi Victoria
Si fui golpeada con mis finanzas
Pues Allí yo seré bendecida
Tengo el Corazón De Guerrera
Soy del ejército celestial
El campo de batalla
Es mi ambiente natural
En el cielo soy reconocida y en el
Infierno temida donde soy
Enfrentada será mi lugar de Victoria
En área que he sido golpeada
Es Allí que tendré Mi Victoria

Si fui golpeada con mis finanzas
Pues Allí yo seré bendecida
Tengo el Corazón De Guerrera
Soy del ejército celestial
El campo de batalla
Es mi ambiente natural
En el cielo soy reconocida y en el
Infierno temida donde soy
Enfrentada será mi lugar de Victoria
En área que he sido golpeada
Es Allí que tendré Mi Victoria
Si fui golpeada con mi familia
Pues Ahí Dios me da la Victoria
En el área que he sido golpeada
Es Allí que tendré Mi Victoria
Si fui golpeada con mis finanzas
Pues Allí yo seré bendecida
Fui entrenada para la batalla
El enemigo no puede hacerme frente
Porque cuando he sido golpeada
La batalla me hace más fuerte
Cuando estoy en el campo de batalla
Yo me enfrento al enemigo más fuerte
Porque esto que está provocando
Que mi bendición se acelere
Tengo El Corazon De Guerrera
Soy del ejército celestial
Que sale al campo de batalla
A pelear
En área que he sido golpeada

ANI JAZAK

Es Allí que tendré Mi Victoria
Si fui golpeada con mi familia
Pues Ahí Dios me da la Victoria
En el área que he sido golpeada
Es Allí que tendré Mi Victoria
Si fui golpeada con mis finanzas
Pues Allí yo seré bendecida

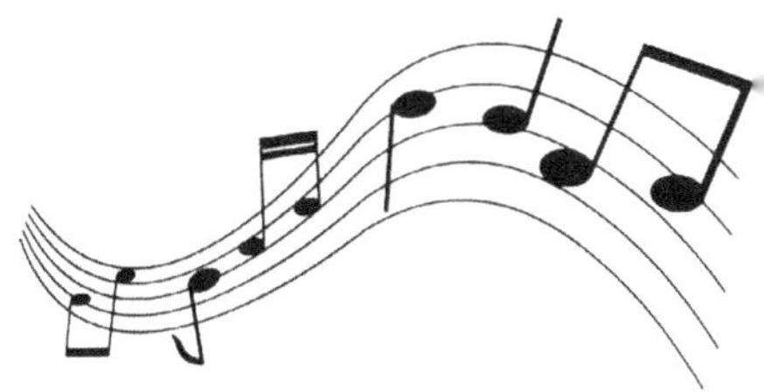

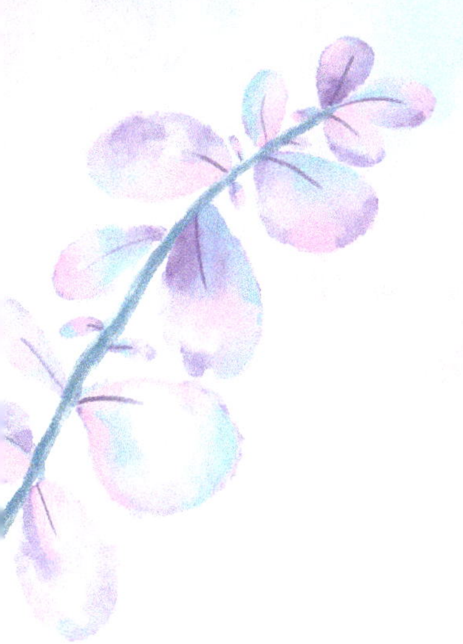

CAPÍTULO 6

Nuevos Comienzos

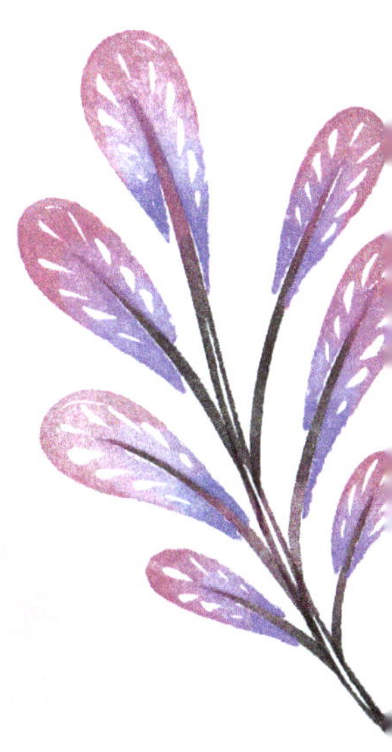

CAPÍTULO 6
Nuevos comienzos

Resiliencia

La resiliencia es la capacidad de una persona para adaptarse y recuperarse de situaciones difíciles o estresantes. Se refiere a la habilidad para superar la adversidad y mantener un funcionamiento psicológico saludable a pesar de las circunstancias desafiantes. La resiliencia no significa evitar o negar la dificultad, sino más bien es la capacidad de manejar y superar las situaciones estresantes con una actitud positiva y constructiva.

La resiliencia puede ser desarrollada y fortalecida a través de una variedad de factores, como el apoyo social, una actitud optimista, habilidades de resolución de problemas, un sentido de propósito y un sistema de valores personales. Las personas resilientes suelen tener una mayor capacidad para mantener la perspectiva a largo plazo, buscar soluciones efectivas, y encontrar oportunidades en situaciones desafiantes.

La resiliencia es importante en la vida porque nos permite afrontar y superar las dificultades, lo que puede ayudarnos a crecer y a fortalecernos. También puede mejorar nuestra salud mental y bienestar emocional, lo que puede llevar a una vida más satisfactoria y plena.

Nunca desmerites el valor que Dios te ha dado, eres una persona resiliente

El año 2022 lo inicié con un cambio de mentalidad, miedos tenía claro que sí, pero quería cambiar mi ambiente a uno más positivo. Era el año de la esperanza y así quería estar, llena de esperanzas, porque Dios me había demostrado que tenía muchos propósitos en mi vida.

Recuerdo que postee en mis redes sociales una foto muy sonriente con el mensaje:
"No nos ha dado Dios espíritu de cobardía, sino de poder, de amor y de dominio propio.
2 Timoteo 1:7 #resiliencia #2022 #esperanza"

Les decía a las personas que me siguen, y me estaba citando a mí misma, que tenemos que seguir siendo valientes porque Dios nunca nos ha dado la cobardía. Me decía: — Dios te ha dado una nueva oportunidad de vida, estás viva, lo estás, Él te dio la sanidad, aprovéchala, vuelve a soñar, vas a lograr muchas cosas, llénate de ánimo y de alegría.

Para mí era como comenzar de cero en muchas cosas. Próximamente me iban a renovar el contrato laboral y ya no podía seguir trabajando desde casa, ya tenía que regresar, estaba muy agradecida con Dios porque al momento de enfermarme pensé que otras de las cosas que perdería era el trabajo, pero todo Dios lo hizo tan perfecto que no sucedió así.

Regresar a trabajar presencialmente me ponía contenta,

pero a la vez me asustaba muchísimo, había sido en ese lugar de trabajo donde comencé a enfermarme de seguido y terminé así. Además, llevaba un año entero en el que no sabía lo que era sentirse salir sola... Durante todo ese tiempo las veces que salía siempre necesitaba de alguna compañía por mis colapsos nerviosos y de ansiedad, por mis desmayos, y por mis malestares en general; obviamente no podía pedirle a alguien o a mi madre que me acompañara y recogiera todos los días al trabajo, era un temor al cual tenía que enfrentarme sola.

Podrá parecer para algunas personas algo muy tonto, pero para las personas que sufren de ansiedad en estas cosas creo que podrán identificarse. Llevaba tanto tiempo en esta situación con mi enfermedad, que ya sentía el mundo exterior muy extraño. Es como si llegases a un lugar muy desconocido y todo te asusta e impresiona. Así era todo para mí en esa época.

A pesar de mis temores nunca dejé que eso dominara mis sueños, a todas las llamadas para regresar al trabajo decía que sí, no sabría qué pasaría ni cómo lo lograría, pero conversaba con Dios y confiaba en que lo lograría porque Dios me había hecho fuerte y valiente.

Por obra de Dios no tuve que regresar al lugar donde trabajaba anteriormente; era un lugar que me encantaba, pero en cuanto a salud me hacía mal. Esta vez trabajaría en un lugar en el que podía desenvolverme profesionalmente y que está ubicado frente al mar.

Los primeros días fueron difíciles, salía de mi casa y me entraba como un ataque de pánico, me montaba en el autobús y quería salir huyendo por la desesperación. En ocasiones llegaba a sentirme muy débil con ganas de descomponerme, sentía que el único lugar seguro era mi casa y debía devolverme en vez de salir a trabajar; pero nunca me dejé vencer, trataba de hacer el esfuerzo de mantener la calma en medio del caos interno, y oraba a Dios mentalmente para que Él siguiera esforzándome.

Uno de esos días me tocó esperar por mucho tiempo el autobús para regresar a casa, y me comenzaba a sentir muy mal, creía que me iba a desmayar, los pies los tenía hinchados y con dolor, no había dónde sentarse y la energía de mi cuerpo se iba descargando a 0%, no sabía qué hacer, decía mentalmente — Señor por favor no permitas que me desmaye o me ocurra algo en este lugar sola, por favor ayúdame a resistir hasta llegar a casa.
A los 15 minutos llegó el bus en el que me senté y tomé agua muy fría para recargar un poco mi cuerpo. Humanamente no sé cómo resistí, pero de manera espiritual sé que Él estaba conmigo en todo momento.

Clama a Dios en todo momento que Él siempre estará a tu lado

Trabajar frente al mar era una terapia, ver los niños y la vida en el parque me hacía ver y sentir lo hermoso de la vida, como dice la canción *"Yo sé que Él vive, pues lo veo en la risa de un niño cuando voy pasando, y al oír el bramido del mar que me dice cantando, que hay un Dios verdadero que hizo toda la creación".* Así era, sentía a Dios y sus promesas en todos esos detalles.

Los primeros días me tocó trabajar en atención a los cruceros que llegaban a la ciudad, y eso llenaba mi vida en ese momento de motivación: ver a los turistas felices bajar de esos cruceros grandes, bonitos y elegantes, activó la fábrica de mis sueños, y me recordaba una y otra vez que tenía metas y sueños por cumplir.

Tenía un proyecto el cual había abandonado cuando estaba en depresión, que era el de dar a conocer mi investigación del tema que había utilizado para mi tesis y el cual los profesores habían quedado encantados. Estaba muy animada con el nuevo comienzo de mi vida y quería soñar sin parar y comerme el mundo entero aprovechando la vida.

Comencé día y noche a trabajar en ese sueño inconcluso, investigaba por todos lados, editaba y daba lo mejor de mí diciendo estas palabras: — Señor, si tú quieres que yo saque esto que quiero convertir en un libro, entonces ábreme las puertas e ilumíname para saber qué hacer.

Un día estaba sentada con mi padre en la sala viendo televisión, y vimos un pequeño reportaje en donde mostraban a una joven presentando su libro de manera independiente, mi papá y yo nos miramos y sentí que esa fue la confirmación y el último empuje que necesitaba para sacar a la luz mi proyecto; mi papá me miraba y decía: — ¡Ves, tú también puedes sacar el tuyo, aunque no tengas mucho dinero, investiga y saca tu libro, ya yo te veo como una escritora realzando la historia de su ciudad!

En ese momento mi mente imaginaba demasiado, estaba muy entusiasmada, y poco a poco con paciencia, en un abrir y cerrar de ojos todo se dio... Dios me hizo ver soluciones a todas mis necesidades para hacer posible lo que sería mi primer libro... En menos de lo que yo pensaba mi libro ya estaba publicado en la plataforma mundial de Amazon.

¡Fue una felicidad tremenda! Mis padres en realidad no tenían conocimiento de que yo sí me había animado a cumplir ese sueño, y yo estaba con la noticia en la garganta que no me la creía, me metía una y otra vez en la plataforma de Amazon para ver si era real y brincaba de un lado para otro en mi cuarto, pensando en cómo les daría la noticia a mis padres.

Era un momento en el que no pensaba en nada más, mi corazón ya estaba contento y satisfecho con ver que tenía un libro publicado en el que dejaría un legado y me recordaría que nunca se vale rendirse, que nunca es tarde para cumplir nuestros sueños, que a pesar de las dificultades debemos persistir, y que el tiempo de Dios siempre será perfecto.

"No te rindas ante tus sueños, recuerda que las grandes cosas toman tiempo y esfuerzo, pero la recompensa de alcanzarlos vale cada gota de sudor que pongas en el camino."

Recuerda que la perseverancia es esencial para lograr nuestros sueños, y aunque el camino puede ser difícil y requiere sacrificios, la satisfacción de alcanzar nuestras metas es incomparable. No te desanimes ante los obstáculos que puedas encontrar, sino que sigue adelante con determinación y verás que todo esfuerzo que hagas valdrá la pena.

Los nuevos comienzos son momentos de cambio y transformación en los que dejamos atrás el pasado y nos abrimos a nuevas posibilidades y oportunidades. Durante los nuevos comienzos, a menudo experimentamos una mezcla de emociones, que pueden incluir entusiasmo, incertidumbre, esperanza, miedo y alegría.

En estos momentos, tenemos la oportunidad de reinventarnos a nosotros mismos y crear una vida más alineada con nuestros valores y metas. Podemos aprovechar este momento para reflexionar sobre nuestras experiencias pasadas, aprender de ellas y tomar decisiones que nos lleven en una dirección positiva.

Los nuevos comienzos pueden ser el resultado de una amplia variedad de situaciones, como el inicio de un nuevo trabajo, el comienzo de una relación, una mudanza a un lugar nuevo, el inicio de un nuevo año, o incluso el simple hecho de decidir cambiar algo en nuestra vida. Cualquiera que sea la razón, los nuevos comienzos nos ofrecen la oportunidad de crecer, evolucionar y avanzar hacia una vida más plena y satisfactoria.

Los nuevos comienzos son posibles a través de la fe, el arrepentimiento y la transformación. Al igual que el renacimiento espiritual que se produce cuando alguien se convierte a Cristo, los nuevos comienzos también pueden ser momentos en los que se buscan nuevos caminos, se dejan atrás las cosas viejas y se busca avanzar hacia un futuro mejor.

"He aquí, yo hago cosa nueva; pronto saldrá a la luz; ¿no la conoceréis? Otra vez abriré camino en el desierto, y ríos en la soledad." (Isaías 43:19)

Dios puede tomar lo que parece un lugar desolado e inhóspito y transformarlo en algo hermoso y fértil. Es una muestra del poder y la creatividad de Dios para traer nuevas oportunidades y posibilidades a nuestras vidas.

La noche en la que les anuncié a mis padres la publicación de mi libro fue una noche especial, salí de mi cuarto y les dije que me permitieran poner algo en la televisión, ellos extrañados veían cómo yo buscaba algo, hasta que vieron el libro y mi nombre en los resultados de búsqueda de Amazon ¡fue una noche de gritos y celebración! Ellos no podían creer lo que veían en la pantalla de Tv. Al mismo tiempo me tomé una foto con la pantalla de Tv mostrando el libro y se los mostré por WhatsApp a mis hermanos de la iglesia que estuvieron conmigo en mis peores momentos.

¡Los sueños sí se cumplen!

Veía mucha luz en mi camino. A pesar de que aún estaba bajo el mandato y supervisión del Ministerio de Salud por mi tratamiento, estaba feliz, me sentía feliz, sonreía más, tenía mi mente enfocada, ya podía montarme en los buses sin sentir desesperación, ya podía salir a la calle sin temor, mi neuropatía en los pies estaba teniendo avances positivos ya que podía caminar más sin tener dolor, incluso salí varias veces a comer con amigas para distraerme ¡Me sentía liberada! Sentía que estaba volviendo a realizar actividades que me gustaban y había dejado de hacer, pero ahora con una mentalidad cambiada positivamente, siendo una persona que solo se interesaba por apreciar todo aquello que tenía alrededor con sencillez y humildad.

Mis padres comenzaron a comentarle a sus conocidos sobre el libro y rápidamente la noticia fue corriendo obteniendo mi primer comprador de New York, Estados Unidos. Ni siquiera yo tenía mi libro de forma física en mis manos, pero al recibir una fotografía de este comprador con mi libro, fue increíblemente maravilloso.

Al momento de publicarlo en mis redes sociales pude ver el apoyo de muchas personas, incluso de personas que no conocía, sentí ese gran cariño de muchas personas que comentaban y reposteaban por todos lados mi libro; fue conmovedor. Nunca fui una persona popular, ni de muchas palabras, ni de muchos amigos, jamás iba a creer que tantas personas acogieran mi libro tan feliz como si me conocieran de toda la vida.

Nuevas personas llegaron a mi vida, las nuevas experiencias apenas comenzaban, la noticia de mi libro seguía corriendo y yo estaba anonadada de todo lo que pasaba, pero viéndolo todo desde la nostalgia, porque al ocurrir cada cosa buena recordaba todo lo que tuve que pasar para llegar hasta ahí y estar increíblemente viva.

Recordaba las palabras de una tía que a principio de año me dijo: "pasaste por el fuego, pero ahora solo quédate observando las jugadas de Dios en tu vida, solo observa sus movimientos". Palabras que siempre las tenía presente, y que al pasar todas estas cosas yo solo me quedaba tranquila observando todo lo que Dios iba haciendo, impresionante y maravilloso.

Siempre fui aficionada a las letras, desde chica recuerdo que cada día escribía en mi diario todo lo que me pasaba y todos mis sentimientos. De hecho, creo que unos de mis mejores regalos fueron esos: los diarios.

Mi primer diario fue uno rosado con las princesas de Disney a los 8 años, en él escribía todo de mí, lo que soñaba, lo que sentía, lo que me pasaba en el día a día; siempre solía decir: "es que soy mejor al expresarme escribiendo que hablando" pero nunca había caído en cuenta de que algún día podría ser escritora, nunca pasó por mi mente que tendría un libro, iba emocionada a las ferias del libro, me tomaba fotos y conversaba con los autores, pero nunca había descubierto lo mucho que me gustaba escribir, y no solo para mí, sino para que muchísimas personas me leyeran.

Definitivamente esta fue una de las sorpresas que Dios tenía para mí guardada en el nuevo comienzo que me esperaba después de haber pasado por lo peor y agradezco por ello; porque si no hubiese pasado por todo esto, creo que mi vida hubiera tomado otro rumbo, no sería la escritora que soy hoy en día ni tampoco estuviera escribiendo este hermoso libro que no solo me está ayudando a contar mi testimonio, sino que también me ha hecho descubrir una pasión y cosas que no tenía idea que existían dentro de mí y que las estoy disfrutando.

¡La escritora del libro de Colón! Ahora este pasó a ser mi apodo más sonado, por el que muchas personas empezaban a conocerme... La gente seguía publicando y subiendo en sus estados de redes sociales la noticia sobre mi libro, a la que ya por primera vez empezaba a escuchar mi nombre en la radio; escuchaba sus comentarios y me decía: — ¡Guau! ¿Será que sí están hablando de mí? ¿Es esto real? Hablan con tanto cariño de mi proyecto.

— El libro me parece espectacular y me parece impresionante que una chica tan joven ya tenga su primer libro, es el libro de Elina Raquel Silgado sobre Colón, decía el locutor de una de las emisoras de radio.

— Yo lo reposteé y mucha gente lo posteó, es muy hermoso ver que, aunque yo no la conozca o todas las personas que no la conozcan posteemos, eso deja un orgullo. ¡La chica se atrevió, lo hizo! Respondió con entusiasmo la acompañante del locutor.

Eran sentimientos nuevos escuchar mi nombre en emisoras de radio que muchas personas también escuchan y que así mismo opinaban de forma admirada y positiva sobre mí.

Comencé no solo a escuchar mi nombre, sino también a

participar en una cabina de radio con otra escritora y locutores, una experiencia totalmente nueva; aún seguía enferma, pero nadie lo sabía, ellos escuchaban mi voz con alegría, pero no sabían lo difícil que fue, era mi oportunidad de contagiar al mundo entero de felicidad, de motivación, de palabras de "sí se puede", ¡No te rindas! Era la oportunidad de decirle a jóvenes y a mayores que se vale rendirse y caer porque no somos seres humanos perfectos, pero también se vale de carácter obligatorio levantarse y volver a comenzar con ganas y mucha fuerza, que Dios todo lo hace posible si creemos.

No era una bestseller en el mundo digital, pero otras personas de otros países que lograron ver la noticia del libro en redes sociales también compraban y se ponían en contacto mandando sus fotos y buenos comentarios de nostalgia y alegría... Sí, no eran cientos de copias vendidas en esos países, pero con el hecho de que se compraron varias copias en México, Florida, Nueva York, Texas, Alabama y Miami para mí era motivo de celebración y goce total al ver algo nunca esperado.

Lloraba de emoción y se me hacía un nudo en la garganta cada vez que recibía mensajes como este:

— Acabo de ver la noticia acerca de tu libro, ya lo ordené… Como apoyo a una joven soñadora y emprendedora, sigue adelante con Dios; sí se puede. Bendiciones desde acá, soy panameña residiendo actualmente en Alabama. Mensaje de texto que me dejó una mujer en Messenger.

Llegó a pasar algo que nunca imaginé, tal vez lo soñé y logré preguntarme si algún día estaría allí, pero veía lejos la posibilidad. Ya no solo pude estar en las radios, también estaría en la televisión, un segmento muy conocido en la televisión en donde elogiaban a personas inteligentes que se destacaban con proyectos y logros.

Fui contactada para hacer una grabación para el programa "Mentes Brillantes" en el que me reconocían como una escritora que resalta la cultura de Colón. Era gratificante estar por primera vez frente a una cámara de televisión nacional, aún no me podía creer todo lo que Dios estaba haciendo en mi vida demasiado rápido... En tan solo pocos meses, cientos de personas verían mi historia en la televisión ¡Gracias Padre, gracias! En todo momento mis sentimientos siempre fueron de nostalgia y agradecimiento, mi corazón nunca se permitió sentir algún tipo de sentimientos como altivez y orgullo elevados... Creo que de cierta manera para eso Dios me estaba preparando; preparó mi corazón para cuando llegaran esos momentos en los que sin duda se suele elogiar la capacidad, talentos y los dones, todo fue parte de su plan perfecto.

Un nuevo comienzo puede ser una experiencia emocionante y enriquecedora que te permita crecer y desarrollarte personalmente. Sin embargo, también puede ser una experiencia estresante y desafiante, por lo que es importante estar preparado y tener una actitud positiva. Es por eso que Dios decide preparar nuestros corazones, pero está en cada uno de nosotros decidir si queremos aplicar lo aprendido en nuestra nueva vida. De esto también depende las bendiciones de nuestro porvenir.

Esta lección me trae a recordar uno de los capítulos de uno de mis libros favoritos: la tercera ley de "Mentalidad de tiburón" en donde nos dice:

"Antes de desear algo y buscar más, aprenderás a compartir y a valorar cada pequeño detalle que esté presente en tu vida:"

¡Siempre ve por más! Busca ser el mejor en todo lo que hagas, mantente con hambre de triunfo, supérate a ti mismo, pero jamás olvides de quienes te rodean, quienes te han apoyado y quienes te aman.

Desarrolla esa capacidad de admiración y agradecimiento para disfrutar cada momento, cada día, de esta forma te darás cuenta, que el camino hacia todo lo que quieres, será una de las mejores experiencias que hayas vivido.

"Aprende a valorar lo que tienes, antes de que el tiempo te enseñe a valorar lo que tuviste."
Anónimo.

En un anterior capítulo ya había hablado sobre la importancia de valorar el tiempo y lo que nos rodea, lo que Dios nos da. He aprendido muchísimo sobre eso en el camino de mi nuevo comienzo al haber pasado por una cama de 24/7 y un encerramiento de casi dos años que te cambia mucho la perspectiva y el disfrutar de la vida.

Algunas implicaciones de esta nueva etapa destacan:

1. Oportunidades: Un nuevo comienzo a menudo ofrece nuevas oportunidades, ya sea en términos de carrera, relaciones, viajes o simplemente un cambio de perspectiva. Al hacer algo nuevo, es posible que descubras nuevas habilidades y talentos, conozcas gente nueva y te expongas a diferentes formas de pensar y de vida.

2. Desafíos: Los nuevos comienzos pueden ser desafiantes, especialmente si implica un cambio drástico. Puede haber un período de adaptación, incertidumbre, ansiedad y estrés mientras te ajustas a la nueva situación. Es importante estar preparado para los desafíos que puedan surgir y tener un plan de acción para manejarlos.

3. Crecimiento personal: Un nuevo comienzo puede ser una oportunidad para el crecimiento personal. Puede requerir que salgas de tu zona de confort y enfrentar miedos y desafíos. Esto puede ayudarte a desarrollar habilidades como la resiliencia, la paciencia y la capacidad de adaptación.

4. Cambio de identidad: Un nuevo comienzo puede implicar un cambio en la forma en que te percibes a ti mismo y en cómo los demás te perciben. Puedes adoptar una nueva identidad, una nueva forma de pensar o un nuevo conjunto de valores. Es posible que necesites ajustar tu auto concepto y tu autoestima a medida que te adaptas a la nueva situación.

Sigue avanzando: VALORANDO

Cuando recorras el camino que elijas hacia tus objetivos, recuerda admirar y valorar desde el detalle más pequeño, hasta lo más extraordinario, esto te permitirá ser feliz y gozar todo lo que esté en ese camino… desde los lugares, climas, las personas que estén presentes en cada momento y cada día, porque la naturaleza de la vida, nos ha enseñado que no siempre estarán ahí, esto hace que cada uno de esos momentos sean tan valiosos.

No los desperdicies como lo hace la mayoría.
Valora, disfruta y sé feliz

"La felicidad radica en admirar, valorar, agradecer y disfrutar todo lo que está a tu alrededor. Emocionándote y confiando en la capacidad que tienes para conseguir cualquier cosa que quieras.

- *Manuel Sotomayor*

CANCIÓN 6
El Rey te mandó a llamar
Danny Berrios

David llamó a Siba y le preguntó
¿Hay alguien de la casa de Saúl
Quien yo pueda ayudar?
Recordándome del pacto
Que hice con mi amigo Jonathan
Quiero hacer misericordia
Honrando su amistad

Y Siba le respondió
¡Ah! Existe uno, mi Señor
Que habita en Lodebar
Tierra de tristeza y dolor
Donde reina la maldad
Y la miseria es realidad
Es una tierra sin sueños, Señor
Lugar de pavor

David pregunta a Siba
Háblame más de este hombre
Por favor, ya díganme su nombre
Señor, se llama Mefiboset
Mas él no puede andar
Es inválido, Señor
No se puede ni arrastrar

ANI JAZAK

Manda llamar a ese hombre
Que, con él, yo quiero hablar
Dile a Mefiboset que el Rey lo mandó a llamar
(Y mirándole a los ojos le dijo estas palabras)

Lo que era tuyo, te devolveré
Voy a restituir
Lo que la vida te robó
El último en la casa de Saúl
Ya no será más aquel
A quien nadie le da valor

Vas a vivir en la casa del Rey
Vas a comer en la mesa del Rey
Vas a vestir las ropas del Rey
Vas a sentarte al lado del Rey

La miseria, nunca más conocerás
Un adiós a Lodebar, tú vas a dar
Tu vida nunca más será igual
El Rey te mandó a llamar

El Rey te manda a llamar en esa hora
Y escucha bien lo que Él quiere decirte
En este momento

Lo que era tuyo, te devolveré
Voy a restituir
Lo que la vida te robó
El último en la casa de Saúl
Ya no será más aquel
A quien nadie le da valor

ANI JAZAK

Vas a vivir en la casa del Rey
Vas a comer en la mesa del Rey
Vas a vestir las ropas del Rey
Vas a sentarte al lado del Rey

La miseria nunca más conocerás
Un adiós a Lodebar, tú vas a dar
Tu vida nunca más será igual

El Rey te mandó a llamar
(Escucha bien lo que estoy diciendo en esta noche)
El Rey te mandó a llamar
(Todo lo que el enemigo te robó)
(Hoy Él te lo devuelve al ciento por uno)
El Rey te mandó a llamar.

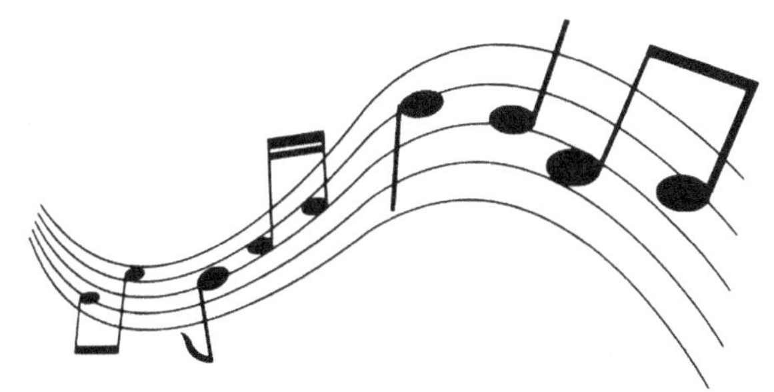

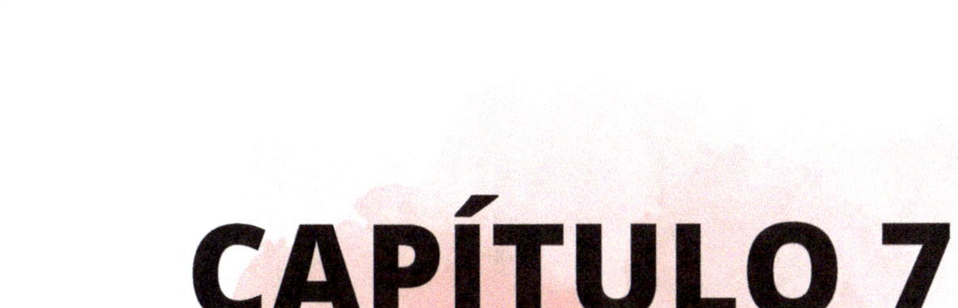

CAPÍTULO 7

La doble porción

CAPÍTULO 7
La doble porción

*"**Y** quitó Jehová la aflicción de Job, cuando él hubo orado por sus amigos; y aumentó al doble todas las cosas que habían sido de Job. Y vinieron a él todos sus hermanos y todas sus hermanas, y todos los que antes le habían conocido, y comieron con él pan en su casa, y se condolieron de él, y le consolaron de todo aquel mal que Jehová había traído sobre él; y cada uno de ellos le dio una pieza de dinero y un anillo de oro. Y bendijo Jehová el postrer estado de Job más que el primero; porque tuvo catorce mil ovejas, seis mil camellos, mil yuntas de bueyes y mil asnas, y tuvo siete hijos y tres hijas."*
Job 42: 10-13

Muchas veces para consolarme leía el libro de Job, y decía: — ¡Wow!, qué prueba más difícil pasó Job, me identifico con sus palabras, pero no me puedo comparar del todo con él; lo de él fue peor que lo que estoy viviendo. A la vez también me imaginaba a esas personas que tienen un cáncer terminal, o una enfermedad de la cual tampoco tienen esperanza y están olvidados en una cama de hospital... Pensar en esto también me desesperaba, porque sentía impotencia, porque me imaginaba la agonía, oraba y le pedía a Dios que se paseara por los hospitales con palabra, paz y esperanza, que el Espíritu Santo riegue adoración, liberación y salvación sobre esas vidas.

Qué increíble es creer que Dios nos tenga que poner en esas situaciones para entonces orar más por esas personas. Vivimos nuestro día a día deseando y pidiendo más por nosotros, que tan siquiera elevando una oración por personas que se encuentran en el silencio de lo oscuro.

Es cierto, "cada quien lleva su cruz", nos refugiamos en esa frase para decir que solo nos interesa y velamos por nosotros mismos, pero qué bonito sería el mundo si practicáramos a diario la empatía, si nos uniéramos para orar y llevar una palabra de esperanza al que la necesite.
A veces solo basta una palabra para que cambies la vida de otra persona, a veces solo basta un corazón dispuesto para motivar y levantarle el ánimo a otra persona, a veces solo se necesita que pongas en tu rostro una sonrisa para cambiar el día de otra persona u ofrecerle un momento de felicidad.

Confesaos vuestras ofensas unos a otros, y orar unos por otros, para que seáis sanados. La oración eficaz del justo puede mucho dice el señor en Santiago 5:16, incluso Jesús nos manda a bendecir, amar y a orar por nuestros enemigos, porque una palabra de bendición que confiese nuestra boca puede hacer poderosos milagros por una persona.

Job perdió absolutamente todo, experimentó la pérdida de su riqueza, su salud y su familia, a pesar de ser una persona justa y piadosa, pero fue un ejemplo de perseverancia y fe en medio de la adversidad; fue un hombre fiel a Dios. A pesar de todo lo que sufrió, Job mantuvo su fe en Dios y no lo renegó; Incluso cuando sus amigos lo criticaron y lo acusaron de ser un pecador, Job confió en la bondad y la justicia de Dios.

Al final, Dios restauró la vida de Job y lo bendijo con el doble de lo que había perdido.

Este es el final que muchos queremos, pero lo queremos sin pasar esa prueba difícil que se encuentra antes de la doble porción, pues claro, es mejor reír que sufrir, pero en la vida **para la valentía se necesita la milla extra, porque la victoria y el éxito siempre serán más satisfactorio cuando hubo esfuerzo.**

En la doble porción no sólo se habla de una retribución material, sino de una retribución espiritual y emocional, esa retribución de la cual sientes tranquilidad y una gran felicidad con las cosas que pasan a tu alrededor, en la que sientes la grandeza de Dios sobre tu vida después de haber pasado un proceso.

Mi vida, a partir del nuevo comienzo, dio un giro de 180 grados, las cosas buenas en mi vida ocurrían sin yo tener que buscarlas, fluían de manera espontánea, y mi corazón experimentaba en todo momento sentimiento de agradecimiento.

La grabación que había hecho para el segmento de "mentes brillantes" salió al aire en televisión nacional en donde presentaron mi historia como una panameña que triunfa con su primera obra y en el que se resaltó mis pensamientos de no terminar ese libro debido a mis problemas de salud; pero que con esfuerzo logré culminarlo. Por tema de tiempo muchas de mis palabras que me hubiera gustado mostrar no salieron, pero la alegría y la admiración de muchas personas se hicieron sentir al ver esa entrevista y escuchar mi historia.

Muchas personas me llamaron y felicitaron ese día, otras llegaron a mi vida para conocerme, muchos videos llegaban a mí con imágenes de la entrevista en televisores de diferentes lugares del país; me vi en restaurantes, en casas, en redes sociales y en muchos trabajos, tenía las pruebas, pero aún no podía creer lo que ocurría, mi corazón estaba inundado de lágrimas al ver la bondad de Dios, sentía que Dios me estaba bendiciendo por todos los pasos de dolor que di... Ahora, en mi mente, se reproducía esa película de mi vida en la que se refleja los sacrificios, pero ahora no lo recordaba como aquel día que salía del hospital con el alma destrozada, ahora lo reproducía con lágrimas de amor y felicidad.

Logré pasar de inmediato mi venta número 100 de mi libro el cual para mí era algo ¡fabuloso! Saber que más de 100 personas tienen un libro con mi nombre siendo una novata en el mundo de escritores, sin haber tenido presupuesto ni editorial, siendo mi primer libro sin experiencia, sin pagar algún tipo de promoción o publicidad y ¡siendo probable que en un futuro mi libro sea de uso en las escuelas de mi provincia!

Las invitaciones a muchos eventos se hacían presente, la vida como escritora me trajo a conocer muchas personas de buen corazón y la dicha de participar en muchas actividades valiosas.

En los momentos más difíciles fue cuando vi bendiciones que siempre anhelé, pero que no estaban siendo cumplidas, no solo en mi vida profesional sino también en lo personal. Pienso, analizo y digo: — ¿Cómo es esto posible? ¿Cómo es posible que obtenga bendiciones en momentos que ni siquiera estaba al 100% de salud y de energía? ¿En momentos de vulnerabilidad? ¿Momentos de "ahora que pasará"? pues así trabaja Él, un Dios de grandes misterios.

Me preparaba para el lanzamiento oficial de mi libro, tuve el apoyo de personas importantes en mi vida que me ayudaron a realizar ese gran evento con mucho significado; aprendí a admirar a varios personajes en esos momentos, era una gran aventura de ensayo y error.

Mi doble porción la describo como estar en frente del mar con el paisaje de fondo y una brisa abrasadora que te susurra al oído que estás viva, que estás tranquila solo disfrutando del sonido de los pájaros, las palmeras y el mar, que tienes paz en tu corazón, que dentro de ti hay una calma maravillosa, que las nubes te recuerdan que todo en la vida pasa, que te sientes en un tiempo de kairos.

Este tiempo de kairos que siento es un momento significativo y oportuno que sirve de manera especial para reconocer y aprovechar, adecuadamente, la oportunidad que se presenta y que no se puede desaprovechar, porque cada minuto y cada segundo es valioso para quienes queremos prevalecer en el andar de la vida.

Hay varias características importantes que se encuentra en este tiempo:

1. Oportunidad única: Es una oportunidad única e irrepetible que se presenta en un momento específico y no puede ser recuperado o repetido. **¡Vive el hoy!**
2. Significancia: El tiempo de kairos se refiere a momentos significativos y trascendentales en la vida de una persona, organización o comunidad. **¡Valora los detalles!**
3. Momento justo: Este es el momento justo para tomar una decisión importante, realizar una acción significativa o aprovechar una oportunidad única. **¡Arriésgate!**
4. Convergencia de factores: Implica la convergencia de diferentes factores, eventos o circunstancias que crean un contexto favorable para la acción. **¡Aprovecha las circunstancias con optimismo!**
5. Transformación: Puede ser un momento de cambio y transformación en la vida de una persona o en el curso de los acontecimientos. **¡No temas a los cambios y a los nuevos comienzos!**
6. Sensibilidad: Esto requiere una sensibilidad especial para reconocer y aprovechar adecuadamente la oportunidad que se presenta. **¡Ten presente en todo momento lo que has vivido con fortaleza, esto será tu motor de impulso y de humildad!**
7. Respuesta activa: El tiempo de kairos requiere una respuesta activa y decidida para tomar acción en lugar de simplemente esperar a que las cosas sucedan. **¡Accionar con voluntad siempre debe ser la primera opción, no te detengas!**

¡De un lanzamiento maravilloso a más presentaciones en otros lugares, de presentaciones en varios lugares a mi primera feria del libro!

Dios pone a ángeles en los lugares y el tiempo correctos para ayudar y bendecir. Así fue como llegué a participar de la que sería mi primera feria del libro, mucho antes que la feria internacional por la que moría de ganas de ir.

Llegar a esta pequeña primera feria cambió mis expectativas en muchas cosas, llegué con quince libros sin saber si de verdad vendería tan siquiera cinco libros; sin embargo, pude darme cuenta que, aunque parezca que la cultura de la lectura en mi ciudad está bastante perdida, no es así, mucha gente mantiene el hábito con gran alegría, y yo disfruté de sus emociones. Compartí con colegas escritores que me transmitieron su sabiduría ¡Mucha gente llegó a comprar mi libro! En un par de horas ya había vendido los quince libros que había llevado y que pensaba que tal vez eran muchos. La sonrisa en sus rostros cuando les autografiaba y les entregaba su copia era algo que me cautivaba, me llenaba el corazón. Los organizadores del evento estaban sumamente anonadados con ver que era una de las autoras más vendida del día ¡tuve que mandar de urgencia a buscar más libros para vender a personas que querían comprar! Ese día logré vender veinte libros en menos de ocho horas.

Al día siguiente no había abierto todavía la feria cuando llegando ya me estaba llamando el organizador diciéndome que ya había una persona buscando, preguntando y esperando ¡para comprar mi libro! ¡Fueron dos días de éxito siendo mi primera feria! en ese segundo día vendí también alrededor de 17 libros, lo cual en total fueron casi 40 libros vendidos, recaudando económicamente lo que necesitaba para algo muy especial que estaba por pasar en mi vida ¡Estaba demasiado feliz! ¡No podía con tantas maravillas que Dios había hecho y estaba haciendo! Todo lo que perdí en momentos de enfermedad, todos mis ahorros que se fueron en hospital ¡El Señor me lo estaba devolviendo con creces!

¡Y algo maravilloso también ocurrió en esa feria que tantas bendiciones me trajo! Algo que no esperaba ni ansiaba en ese momento, y menos en aquella tarde de libros…

Era una tarde de libros, sonrisas emotivas
En el que aquel hombre poeta y aquella dama escritora,
encontraron sus almas por primera vez.

Miradas nerviosas, saludo amable, pensamientos
entrañables.
Es el comienzo del primer grito de amor entre aquel hombre
ingenioso con aquella escritora.

Él, se mostraba inteligente, escogía sus libros con pasión
Ella, se mostraba admirada, observaba y escuchaba
silenciosamente la sabiduría absoluta de él.
Cabello despelucado, piel suave y delicada, claro como la
nieve, delgado y sensible, ojos tiernos y marrones como el
café, de ceño fruncido al escuchar y analizar, vestimenta
relajada y sonrisa soñadora. Cualidades de aquel poeta
atrapando a la admirada escritora.

Despedida sedienta e inquietante, de pensamientos con escenas repetitivas en la mente de la escritora, al recordar al

poeta ingenioso de aquella tarde de libros.
Días posteriores, ella lo recordaba, retornaban con una sonrisa, los pensamientos admirables en los que comentaba con sus amigas, la aparición y sabiduría de ese hombre apasionado por los libros.

Y no fue hasta el decimotercer día que él la buscó
En el que llamando su atención logró que aquella escritora se volviera a acordar de él,
comenzando así, la historia de amor, de dos almas bondadosas.

¡Sí! ¡Sí es lo que estás pensando! ¡La doble porción me trajo nuevamente el amor!

Mi nuevo capítulo de vida me incluyó un compañero que desde el día número uno ha multiplicado las razones de mis sonrisas, ha hecho mis días más divertidos y especiales, el complemento profesional y personal, galán caballeroso, atento y cariñoso.

"Mis pensamientos no son vuestros pensamientos, ni vuestros caminos son mis caminos, dice el Señor. Como son más altos los cielos que la tierra, así son mis caminos más altos que vuestros caminos, y mis pensamientos más que vuestros pensamientos".
Isaías 55:8-9

"Confía en el Señor de todo corazón, y no en tu propia inteligencia. Reconócelo en todos tus caminos, y él allanará tus sendas". Proverbios 3:5-6

¡Una mujer plena! Así me sentía con la misericordia de Dios en mi vida, viviendo el recorrer de mis días como un ave entre arcoíris y nubes.

La plenitud es como un sentido de propósito y significado en la vida. Cuando uno siente que está haciendo lo que le apasiona y que su vida tiene un propósito, puede experimentar una sensación de plenitud y satisfacción, experimentando un estado deseado en el que uno se siente completamente realizado y en paz consigo mismo y con el mundo que le rodea.

Fui reconocida como una joven con aportes trascendentales, tuve una excelente participación en la feria internacional del libro por primera vez como escritora y no precisamente como aficionada, ¡Me fui de viaje al país mexicano! Participé en este viaje prácticamente gratuito para conocer la cultura de una de las capitales de México para realzarla junto a un grupo de periodistas y turismólogos de diferentes nacionalidades, país en el que conocí gente hermosa, aprendí, experimenté, reí, bailé con mariachi, conocí, comí y ¡Hasta me fui de excursión por las montañas de México! ¡Lo recuerdo y me sorprendo! Hace unos meses atrás estaba en mi peor momento hasta el punto de no caminar bien y temerle al mundo exterior, y ahora estaba volviendo a realizar una de mis pasiones ¡que son las excursiones!

El penúltimo día en estar en esta capital el gobierno nos tenía varios tours preparados; en los cuales debíamos dividirnos y escoger un destino a conocer... Vi el de la excursión por las montañas y dije: — quiero hacerlo porque me encanta, pero aún no estoy al 100% de recuperación

¿Qué hago si comienzo a sentirme mal y me agito demasiado? Pero lo extraño, extraño hacer lo que me apasiona y me encanta, ¿Sabes qué? ¡Soy fuerte y valiente y estamos sanos! ¡Sí podemos! ¡Vuelve!

Y así lo escogí, preparé mi maleta, me puse mi sombrero y ¡Salí lista a la aventura! Estaba sumamente feliz, con una sonrisa de lado a lado, disfrutando de la naturaleza y de la creación de Dios; llegando a un punto alto y a las dos horas de camino en donde miré el paisaje, cerré los ojos y los abrí con lágrimas dentro, agradeciendo infinitamente lo que estaba viviendo, ¡Ani Jazak! ¡Ani Jazak! ¡Gracias Dios! ¡Médicamente no lo fue, tu lo hiciste en lo sobrenatural!

Fueron 4 horas de camino entre la ida y la regresada saltando, riendo, gritando y grabando todo en el celular, apreciando cada detalle, en el que de regreso me encontré con un ejemplo de vida. Eran dos escarabajos petroleros llevando y empujando una bola de estiércol en el que se ayudaban uno a otro para avanzar. Inmediato saqué mi celular y comencé a grabarlos impresionada de ver que se caían muchas veces con la bola en una subida rocosa; creo que fue como unas cinco veces que se les caía la bola mientras grababa, pero nunca se rendían, seguían intentándolo una y otra vez, ayudándose mutuamente, cuando de repente ¡zas! ¡Pudieron llegar a la cima con su bola y seguir avanzando lo que le restaba de camino! Yo decía: ¡Guau, lo lograron! Aun siendo insectos me acaban de dar un gran ejemplo de unión, esperanza, persistencia y valentía.

1. Resistencia y perseverancia: Los escarabajos son conocidos por su capacidad para resistir y perseverar a través de situaciones difíciles, como el clima extremo y la escasez de alimentos. Esta capacidad de resistencia puede enseñarnos la importancia de persistir en nuestras metas a pesar de los desafíos y obstáculos que puedan surgir en el camino.

2. Adaptabilidad: Los escarabajos tienen la habilidad de adaptarse a diferentes entornos y situaciones. Algunos escarabajos pueden sobrevivir en ambientes secos, mientras que otros pueden prosperar en lugares húmedos. Esta capacidad de adaptación nos enseña la importancia de ser flexibles y de estar abiertos al cambio en nuestras propias vidas.

3. Trabajo en equipo: Trabajan juntas en grupos para construir nidos y buscar alimento. Esta capacidad de trabajar juntos en equipo nos enseña la importancia de colaborar con los demás para lograr objetivos comunes, y de saber que siempre será mejor ayudarnos unos a otros y trabajar juntos porque siempre necesitaremos de alguien y en algún momento la autosuficiencia no es la opción más sana.

El viaje acabó; pero sin pensarlo en casa me esperaba una felicidad aún mayor que la que ya traía de todas mis experiencias vividas.

Resulta que mientras estaba de viaje ¡Dieron la orden de darme el alta médica! Días después de regresar de viaje pude encontrarme con la dulce noticia que ¡Mis cadenas por fin se rompieron! ¡Que ya era libre! ¡No más tortura! ¡No más paciente de tbc resistente! ¡No más hospitales todos los meses! ¡No más vigilancia médica!

Mi felicidad era tremenda, era un momento que llevaba mucho tiempo esperando, era un momento demasiado deseado por mí en dos años.

Como requisito debía hacerme de 3 a 4 exámenes para asegurar que no había presencia de la bacteria en el pulmón y cerrar mi expediente médico ¿Puedes adivinar qué ocurrió?

¡Dios lo volvió a hacer! ¡Así es! ¡Fueron 3 negativos! Cerrando por fin ese diagnóstico del llamado que me tiró a lo más profundo, me preparó, me enderezó, me enseñó, me ayudó, me cambió y también me hizo más valiosa, porque de lo más profundo se encuentran tesoros.

"Porque todas las promesas de Dios en él son Sí, y en él Amén, por medio de nosotros, para la gloria de Dios" (2 Corintios 1:20).

¡Somos portadores de las promesas de Dios en el mundo!

Este versículo nos asegura que todas las promesas de Dios son verdaderas y se cumplirán. El término "Sí" significa que Dios siempre cumple sus promesas, y el término "Amén" significa que podemos confiar en que Dios cumplirá lo que ha prometido.
Así lo hizo Él conmigo.

Al regresar a casa también pude aplicar uno de los proyectos que evidencié en México y que, al trabajarlo, me enseñó a ser aún más empática con las personas con discapacidad.

Mi vida se ha vuelto una escuela diaria en la que todos los días veo y aprendo algo nuevo.

Participé como expositora de motivación a unos estudiantes de colegio, me sentí agradecida con el honor que me dieron, el cual usé para motivar a los estudiantes a través de mi testimonio y sacrificios antes de ser escritora; es curioso pensar que un día yo estuve de ese lado mirando y admirando a otras personas de éxito, pero ahora ellos me miraban a mí esperando mis palabras, ahora ellos me decían a mí: — Nos has motivado mucho, de verdad queremos felicitarte por tus logros y tus ganas de seguir adelante después de haber pasado por todo esto.

— ¿Este es mi propósito Señor? Aunque no es fácil expresar por lo que recién pasé, me siento llena, me siento feliz de que a ellos les quedara alguna palabra de mí, porque la vida nunca será fácil; el hecho de ser jóvenes no quiere decir que estamos eximidos de las pruebas y procesos, que incluso para estudiar hay dificultades, pero que, con esfuerzo, perseverancia, voluntad, y la ayuda de Dios podemos avanzar con pasos firmes; expresaba yo en mi mente.

Fui invitada para dar un discurso en un acto solemne muy importante, y como siempre el miedo estaba allí, pero logré convertirlo en impulso para atreverme a hacerlo, siempre con la petición de sabiduría que solo Dios sabe dar, y así lo hice,

pararme y dar mi discurso ante muchas personas, recibiendo después un reconocimiento por haber sido oradora, entregado por el presidente de la República en televisión nacional.

Nuevamente, veía cómo llegaban los videos y las felicitaciones por el reconocimiento, incluso durante la entrega el presidente de la República me felicitaba... Las fotos con el presidente y los diputados vestidos de blanco alrededor como si fueran ángeles también me llegaban, pero yo solo veía la gloria de Dios, solo veía su grandeza.

Muchas personas me preguntaron: ¿Estás feliz? Debes estar a otro nivel contenta y orgullosa, y claro que sí estaba feliz, tal vez muchos no entenderían mi estado, pero es como si tuviera una alegría combinada con nostalgia, no es que no me sorprenda que cosas como estas me pasaron, es que es un sentimiento de tanto agradecimiento que me conmueve más el accionar de Dios, que lo que sucede en el momento, que veo a esa niña de 7 u 8 años y le digo: Él te está cumpliendo, solo te ha moldeado porque eres especial.

Si me preguntasen si volvería a pasar por todo mi proceso, diría que fue un proceso que, por supuesto no me encantó, sufrí demasiado, pero era necesario pasar por todo eso. Pude entender por qué Dios me puso allí, hasta la manera de disfrutar mi cumpleaños cambió, no sentía el afán de siempre, de querer tener un día perfecto con celebración, esta vez sentía una tranquilidad con la emoción de disfrutar de la brisa y todo lo que me rodeaba. Una sensación distinta.

Agradezco porque durante mi tiempo de lucha vi a muchos compañeros de batalla partir de este mundo. Mis oídos escucharon a enfermeras decir la triste partida de personas con Tbc que no tenían el mismo nivel que yo, pero la bacteria o el tratamiento acabaron con sus vidas; muchas veces sí me asusté, pero ahora estoy mil veces agradecida por la victoria que Dios me ha dado.

- Intimidad: fue necesario que en algún momento quedara absolutamente sola, sentí que Dios tuvo que mover muchas piezas en mi vida para que yo pudiera verlo a Él, para hablar con Él y saber de qué mi vida solo depende Él.

- Propósito: para lograr mi propósito tenía que escucharlo a Él, había un hermoso propósito sobre mi vida, pero necesitaba pasar por el fuego para comprender lo que debía hacer y para preparar mi corazón.

- Empatía: de cierta manera podemos tener empatía, pero al final nunca podremos entender y ponernos en el zapato de una persona si no hemos pasado por algo similar, nuestra entrega y nuestros pensamientos hacia ellos nunca será igual.

- Sustento: Aún cuando menos lo esperas Dios siempre te sostiene, siempre es necesario que primero lo busques a Él antes de creer que tú sólo (a) puedes con tus capacidades y a la carrera, porque lo quieres de manera rápida.

- Paciencia: la espera es muy difícil y a veces se puede convertir en nuestro peor enemigo, pero en la espera está la clave, en la espera descubres tu nivel de resistencia, en la espera se nace lo completo, porque los planes de Dios hacia nosotros siempre son de bien, siempre son perfectos, son trabajos completos y no a medias.

- Renovación: ¡Sin negación a los cambios! Hay cosas en ti que hay que reparar o cambiar: tu camino, tus sentimientos, tu forma de hablar, tus amigos, tu vida espiritual, etc. Es importante dejar que Dios transforme nuestras vidas, aunque estemos apegados a cosas que amamos y no queremos dejar. Nosotros no podemos ver nuestro futuro, Él sí lo hace, Él sabe cuánto daño te hará en tu porvenir.

- Humillación y Exaltación: Siempre tendremos momentos y personas que nos van a humillar, que por medio de la humillación nos sentiremos heridos; pero si hay algo que Dios me ha demostrado es que más adelante Él se encarga de humillar al que con intenciones nos lastimó, y nos exalta de gran manera según nuestro corazón. Aunque pase mucho tiempo la lección siempre llega; no sientas que las humillaciones que has pasado han sido en vano, al final si seguimos con humildad Dios nos recompensa con exaltación ¡Que tu corazón no se turbe por venganza, pues Él siempre nos defiende! Mantén un buen corazón, algún día verás la justicia de Dios y aun del daño ocasionado mirarás con ojos de misericordia y perdón.

Poco a poco he ido perdiendo efectos causados por medicamentos. Ha sido un proceso lento, pero con ayuda, positivismo y paciencia he dado grandes pasos de mejoras.

A los jóvenes ¡No somos intocables! El hecho de ser jóvenes no quiere decir que debemos vivir una vida de desenfreno, que nada nos pasará, que ninguna enfermedad nos tocará, que nuestras acciones no tendrán consecuencias, que no pasaremos por situaciones difíciles, y que las cosas y oportunidades no siempre estarán allí para cuando decidamos tomarlas o prestarles atención. Recuerda que, así como las nubes, todo pasa, tanto las cosas malas como también las cosas buenas, porque el tiempo siempre correrá y no esperará. Así como me pasó a mí con una enfermedad como ésta tan joven, así mismo muchas otras enfermedades están en cada esquina, porque lastimosamente ya estamos en los tiempos en donde nuestros tiempos se están acortando, la maldad se sigue multiplicando (lastimosamente ahora son los jóvenes quienes más mueren debido a la desobediencia y la falta de amor). El avance y la tecnología también ha hecho que vivamos entretenidos descuidando nuestro alrededor y los sentimientos. ¡No estamos eximidos! Mantén tu comunicación con Dios, cuida tu cuerpo, tu alimentación, tu forma de andar, la elección de tus amistades, trata de ser más sensato (a), piensa los pasos que darás, vive tu día a día con propósito, valora, y sé feliz con lo que Dios te ha dado.

Para los más adultos, ¡Nunca es tarde! No dejes morir tus sueños, porque nunca es tarde para un nuevo comienzo, de ustedes depende el legado para las nuevas generaciones, no te guardes tus pensamientos más sabios, pásalo a otros; tú, eres la referencia que más pequeños están copiando para sus vidas, aunque no te des cuenta, trata de que la mayoría de esas referencias sean las mejores y de buen ejemplo, no te limites al "ya estoy viejo(a)" para trazarte metas y objetivos. Tu vida aún no acaba. Cada día que vuelves a despertar es una oportunidad para que vuelvas a sonreír y darle check a esas cosas que siempre has querido hacer. Mantén a Dios por delante, Él siempre ha escuchado tus oraciones.

Sigues valiendo mucho, no te menosprecies.

El caminar de la vida es un viaje lleno de altibajos, retos y oportunidades para crecer y aprender. Cada persona tiene su propio camino, su propia historia y su propia forma de enfrentar los desafíos que se presentan en el camino.

A lo largo de nuestra vida, experimentamos momentos de felicidad y alegría, así como momentos de tristeza y dolor. Pero lo importante es cómo elegimos manejar y aprender de cada experiencia, para que podamos continuar avanzando y creciendo.

Es importante ser fiel a Dios, a nosotros mismos y a seguir nuestros sueños y pasiones. También es importante estar abiertos a nuevas oportunidades y experiencias, ya que esto nos permite crecer y descubrir nuevas partes de nosotros mismos que ni siquiera imaginamos.

La vida nos enseña la importancia de las relaciones humanas y cómo éstas pueden enriquecer nuestra vida si sabes escoger bien las personas que te rodearán, porque es importante cultivar relaciones saludables y significativas, ya que éstas nos proporcionan apoyo y nos ayudan a sobrellevar los momentos difíciles.

Finalmente, el caminar de la vida nos enseña a apreciar las pequeñas cosas y a estar agradecidos por lo que tenemos en nuestra vida. A veces, puede ser fácil concentrarnos en lo que nos falta en lugar de valorar lo que ya tenemos. Aprender a ser agradecidos nos ayuda a vivir de manera más plena y satisfactoria.

Un minuto de silencio por quienes han fallecido a causa de esta enfermedad.

Y a quienes aún continúan en la lucha, ánimo, no se rindan, Dios está con ustedes.
Lo hizo conmigo, también lo hará contigo.

Mi mayor deseo es que muy pronto puedan encontrar un mejor tratamiento para quienes padecen.

"Y cuando oren con fe, el enfermo sanará, y el Señor lo levantará."
Santiago 5:15

LA ARMADURA DE DIOS
Prepárate para la batalla guerrero (a) Jazak

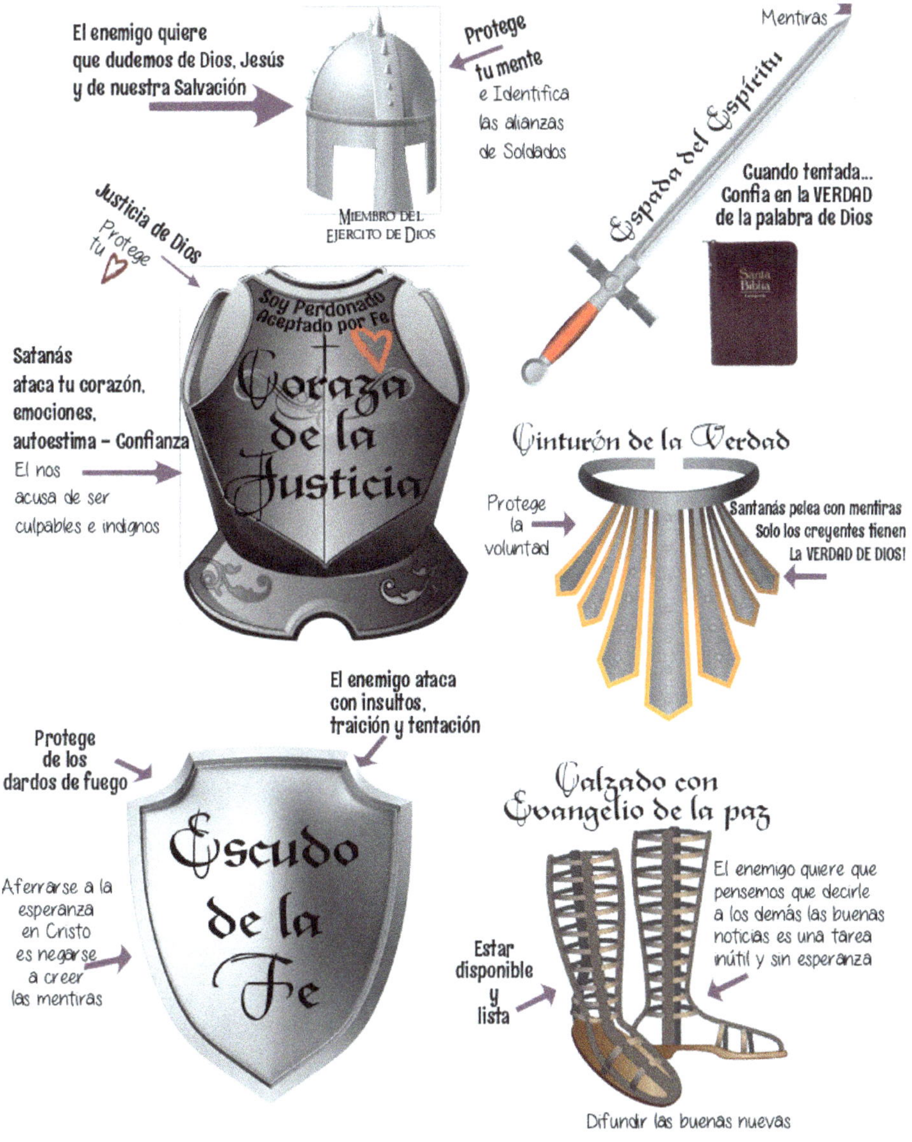

Efesios 6:13-18

Fuente: https://www.pinterest.com.mx/pin/140244975884529928/

CANCIÓN #7
Ahora me toca a mí
Any Puello

Yo sé que he sufrido tantas veces
La vida ha sido dura y he tenido que llorar a veces
Yo sé que te has reído y has cantado
Tu victoria en algún momento que has sufrido
Ooh
… Ha sido fuerte cada intento
Cada esfuerzo, cada sufrimiento
Pero encontré las fuerzas que buscaba
Y por fin me levanté
… ¿Qué vas a decir ahora que estoy de pie?
Si mis caídas las usé para subir de nivel
Quién lo iba a decir que aquí estaría
Pero ya lo ves
Ahora me toca a mí cantar victoria
¡Dios ha sido fiel!
Me toca a mí cantar victoria
¡Dios ha sido fiel!
Ooh
… Dios ha sido fiel en el tiempo de tristeza
Cuando sufro, cuando lloro
Cuando el corazón me pesa
El intento ha sido duro, el camino se hace fuerte
Pero seguiré creyendo en esta lucha estas presente
He tenido que perder; para ganar, para vencer
He tenido que aprender; para llegar a otro nivel

… He tenido que luchar, he tenido que esforzarme
Para hoy poder decirte que puedo levantarme
No ha sido fácil es posible, en ti todo lo puedo
Ahora estoy de pie pues tu amor es verdadero
Cada caída es fortaleza, es un paso más de gloria
Ahora me toca a mí cantarte mi victoria
… ¿Qué vas a decir ahora que estoy de pie?
Si mis caídas las usé para subir de nivel
Quién lo iba a decir que aquí estaría
Pero ya lo ves
Me toca a mí cantar victoria
¡Dios ha sido fiel!
… No ha sido fácil este proceso
Muchos cantazos muchos tropiezos
He caído mil veces vuelvo y me levanto
Todos me señalan me ahogo en llantos
Y sé nuevamente caí, a muchos decepcioné
Pero esta vez me levanté
… Y voy confiado en busca de mi gran victoria
Y sé que de él será la gloria
Sé que te has reído pensaste que no lo haría
Que mi tristeza no acabaría
Sé que no esperabas que llegara hasta donde llegué
Pero hoy camino en fe
Y sé que lo que pase es algo que tenía que ocurrir
Para con el tiempo no sufrir y no llorar más no mirar
atrás
Vuelvo a reír firme a mi destino seguir

… Y voy camino a mi propósito
Debo crecer, lo que él en mí depositó
Me perdonó y ahora mi vida cambio
Me redimió y a Él le entrego esta canción
Pues si vivo es por tu gracia
Por eso te quiero dar las gracias
Quiero agradecerte de mí vista nunca perderte
Hoy estoy aquí te quiero servir y me toca a mi
… ¿Y qué vas a decir ahora que estoy de pie?
Si mis caídas las usé para subir de nivel
Quién lo iba a decir que aquí estaría
Pero ya lo ves
Ahora me toca a mí cantar victoria
¡Dios ha sido fiel!
Me toca a mí cantar victoria
¡Dios ha sido fiel.!

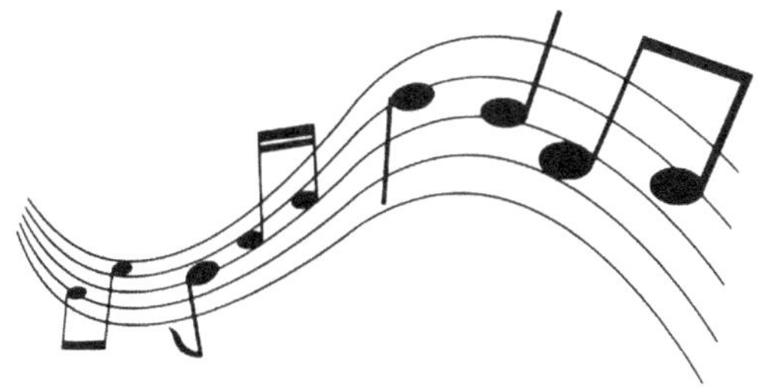

Agradecimientos

AGRADECIMIENTOS

El valor de la gratitud es algo que ha tenido más valor en mi nuevo comienzo, agradecer todos los días por lo que tenemos es un ejercicio que brinda al alma sanación y felicidad.

Quiero agradecer infinitamente a Dios, el autor de todas las obras de mi vida desde mi concepción, el dueño de todas mis lunas, el que me ha dado el título de princesa y se ha glorificado en mi vida en todos mis caminos.
Le agradezco a Él, Rey de reyes y Señor de señores que ha tenido misericordia de mí y se ha placido en darme el milagro de la vida para estar hoy escribiendo esta historia. Le agradezco a ese León de Judá que ha estado conmigo en todas mis batallas llevando mis cargas y peleando por mí.

En orden cronológico a mis escritos, agradezco a mis padres, escuadrón de soldados que han sacrificado sus vidas para acompañarme en caminos oscuros y temblorosos sufriendo las heridas de una hija quebrantada.

A mi hermano Isaac Silgado quien se preocupó, alarmó a mis padres de mi estado de salud y llamó en esas horas de madrugada a mi tía para tratar de socorrerme.

A mi tía Elina Lozano quien hizo la oración poderosa a Dios y la cual esa noche salvó mi vida, y quien también estuvo conmigo momentos en donde me encontraba en los momentos más cruciales del tratamiento.

Al doctor Adrián Ayala Sánchez quien salvó la primera vez mi vida y no escatimó esfuerzos para dar más allá de sus mejores servicios y entregarlo todo por una joven paciente de 22 años que, hasta el sol de hoy, le agradece desde el fondo de su corazón todo lo que hizo por ella.

A la doctora Victoria Williams quien fue instrumento de Dios para rápidamente sacar a la luz la bacteria y enfermedad que tanto daño le estaba haciendo a mi pulmón izquierdo.

Agradezco a Belkis Ochoa que con cariño estuvo 100% durante todo el proceso de hospitalización, diagnóstico, enfermedad y logros, quien siempre elevó sus oraciones por mí y nunca dudó del milagro de sanación.

Agradezco a mi abuela Elena de Lozano y mi tío Alfonso Lozano, que me acompañaron en la dura batalla con la enfermedad; me cuidaron, lloraron y estuvieron al pendiente de mí durante mi proceso. Ángeles cuidadores que Dios me puso para bendecirme.

A Brigida Cherigo y Miguel Chang Ho, quienes me

bendecían constantemente y nunca dejaron de estar al pendiente sobre mis estados de salud.

Agradezco a Miguelito Chang, mi ex novio y amigo que estuvo conmigo en mis inicios, bendijo mi vida y hoy en día sigue siendo amigo de apoyo.

A mi tía Nadina Lozano, quien en momentos oscuros siempre me alentó, me dio palabras de vida, me mantuvo presente en sus oraciones y siempre ha ofrecido su ayuda en mi vida.

Mi abuela Amanda Ortega quien también sufrió mi desdicha y hasta el último momento con amor, entrega y oración me ha apoyado.

Mis tíos Joel Lozano, Amira Lozano, Hercilia Rivera, Obed Lozano, primos y familia en general que estuvieron atentos y me ofrecieron el arma más poderosa que hay en la vida, que es la palabra de Dios para alentar mi vida.

Agradezco a uno de los enfermeros del hospital Manuel Amador Guerrero, que atendía en el piso de aislamiento donde estuve hospitalizada. No sé su nombre, pero igual, mi corazón le manda agradecimientos y bendiciones por su gran labor, apoyo y motivación cuando ni siquiera quería comer.

A mi primera líder de Avanzada Juvenil, Yessibel Garibaldi, por su dedicación y apoyo emocional en mis momentos más difíciles, por sus convocaciones de oración y preocupación cuando mi estado de salud empeoraba.

A mi diácono incondicional Eliab Arroyo y su esposa Marley Rueda, quienes motivaron mi crecimiento espiritual, me brindaron un enorme cariño y han estado allí en todo momento, en días malos y en día alegres. Gracias por ser grandes personas, bendigo sus vidas.

A mis hermanos y compañeros de red: Brandon Pinto, Andrea Sealy, Serena Pinto, Walter Burke, Caroline Burke, Anais González, Anthony Diaz, Rossleny German, Maykelis Morales, Katherine y Domingo García, quienes todos ellos junto a mis diáconos llegaron a mi vida con un gran propósito, cambiaron mi vida, me inspiraron, me sacaron desde lo más profundo convirtiendo mis lágrimas en sonrisas y que de tan lejos, varias veces llegaron a mi casa a darme un día de alegría. Jóvenes con propósito que Dios escuchó sus oraciones para darme sanación ¡Muchas gracias chicos!

Gracias Alfonso Blychenton por sus preocupaciones y llamadas constantes mientras me mantenía sin ánimos en cama, alentándome a creer más en que Dios me sacaría de ese proceso y me bendeciría grandemente;

cada palabra de aliento que alimentaba mi corazón.

Gracias al hermano Cristóbal Aguilar, persona que siempre se preocupó, oró y me bendecía en los momentos que me encontraba en el camino para realizaba mi tratamiento médico. Dios siempre multiplique y bendiga su vida.

A mis amigas Anelis Gutiérrez, Yeliksa Huertas, Maylin Guerra, Katherine Lara y Lizbeth Guevara quienes desde la distancia sufrieron conmigo, estuvieron atentas y siempre me dejaban esos mensajes de esperanza con la fe de que saliera adelante; y quienes también han ofrecido siempre su apoyo en todos mis logros.

Agradezco a Aura Ariano y Ada Valencia, compañeras de trabajo que sin saberlo me ayudaron a levantarme en mi nuevo comienzo, quienes les he aprendido mucho, me sacaron muchas sonrisas, que con apoyo y sus sonrisas me siguen motivando y celebrando mis bendiciones.

A Yaribel Pérez, compañera quien siempre escucho atentamente, quien también llegó y me ha dado su apoyo en el nuevo comienzo enseñándome reglas de vida, motivando mis días y siendo como otra madre dedicada que aconseja a sus hijos con sabiduría.

A mi poeta y abogado favorito, mi novio Reynaldo García, que desde que llegó a mi vida ha duplicado sus esfuerzos por hacerme feliz y ayudarme en todos mis proyectos, convirtiendo estos momentos en una noche de luna llena con estrellas.

Gracias a todas las personas que han apoyado mis proyectos con alegría y cariño, quienes me leen y me acompañan en esta linda aventura de las letras.

Deseo que Dios recompense sus esfuerzos, los llene de vida y salud, que sus noches grises pasen a ser noches de luz y de magia, que sus corazones sean siempre puros y buenos, y que todos descubran y naveguen con sabiduría sus PROPÓSITOS.

¡GRACIAS!

A una madre abnegada que da más de lo que su vida
puede dar…
Caparazón de tortuga que decide junto a sus hijos
también recibir los golpes de un proceso radical.
A esa madre que también lloró, que compadeció cada
malestar, que dobló sus rodillas, que sacrificó horas de
sueño, trabajó el doble y se desgastó para ser el apoyo
principal de una hija en su más terrible momento.
Madre que ayer tenía el corazón desmenuzado, pero
que hoy ríe, vive y se goza del nuevo comienzo y doble
porción de su retoño.

Silka Nazareth Lozano
Madre guerrera, fuerte y valiente

¡Dios bendiga a las madres!
Instrumentos de Dios

BIOGRAFÍA DE LA AUTORA:

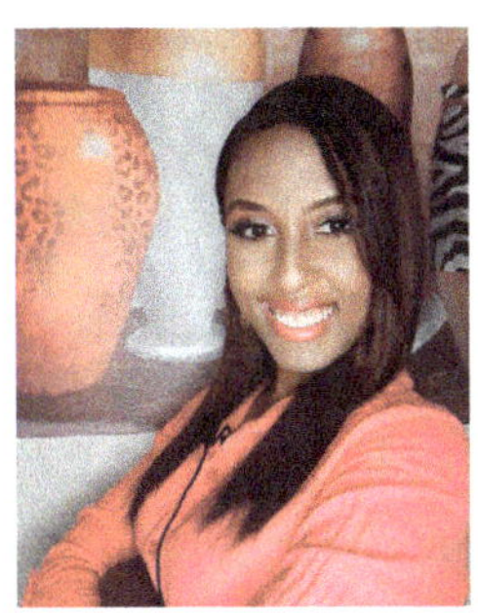

Elina Raquel Silgado Lozano (Colón, 22 de noviembre de 1997).

Escritora Panameña, turismóloga de profesión y miembro activo de la OMPT (Organización Mundial de Periodismo Turístico), autora de los libros "Los Atractivos Históricos de Una Ciudad Afortunada" y el cuento infantil "Las aventuras de Coloncito".

Sobre sus años de formación, podemos decir que Silgado cursó sus primeras letras en la Escuela de Río Piedra, en su tierra natal (2009); y prosiguió sus estudios secundarios en el Instituto Benigno Jiménez Garay obteniendo su Bachillerato en Turismo en el año 2015.

Posteriormente, cursó estudios superiores en la Universidad de Panamá (Centro Regional Universitario de Colón) en donde se recibió con honores (distinción al grado "Sigma Lambda") de la Carrera de Administración de Empresas Turísticas Bilingüe en el año 2021.

Más tarde, amplía estudios de Maestría por el Centro Europeo de Postgrados (CEUPE) habiendo recibido el grado de Magíster en Administración y Dirección Comercial de Empresas Turísticas (año 2022).

Por otra parte, entre los logros y reconocimientos de ésta destacada cultora de las letras colonense, podemos mencionar su muy notable participación en el segmento "Mentes Brillantes" del Noticiero Nacional "Telemetro Reporta, República de Panamá" por sus aportes invaluables al estudio y reconocimiento del patrimonio histórico y cultural de la Ciudad de Colón, plasmados en su ensayo titulado "Los Atractivos Históricos de Una Ciudad Afortunada", publicado en marzo del año 2022; igualmente, entre sus galardones podemos citar "Aportes Trascendentales de la Juventud C3", otorgado por el Ministerio de Desarrollo Social por su destacada labor como escritora.

De especial interés cabe mencionar su participación como Oradora Oficial de la Provincia de Colón durante las efemérides patrias del 02 de noviembre auspiciada por el Concejo Municipal de Colón (año 2022).